医学生沟通能力与人文素养培育实践

张茜　韩静　沈秀琴　苑艺蕾　朱伟娟 ◎编著

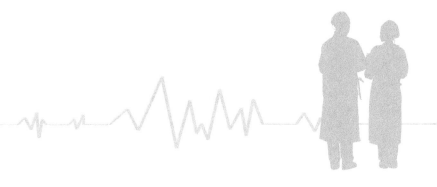

安徽师范大学出版社
ANHUI NORMAL UNIVERSITY PRESS
·芜湖·

图书在版编目(CIP)数据

医学生沟通能力与人文素养培育实践 / 张茜等编著. — 芜湖：安徽师范大学出版社，
2023.5

ISBN 978-7-5676-6162-2

Ⅰ.①医… Ⅱ.①张… Ⅲ.①医药卫生人员—人际关系学—能力培养—研究—医学院校
②医学教育—人文素质教育—研究 Ⅳ.①R192②R-05

中国国家版本馆CIP数据核字(2023)第071520号

医学生沟通能力与人文素养培育实践

张茜 韩静 沈秀琴 范艺蕾 朱伟娟◎编著

责任编辑：阎　娟　　　　　　责任校对：刘　翠
装帧设计：张　玲　汤彬彬　　责任印制：桑国磊
出版发行：安徽师范大学出版社
　　　　　芜湖市北京中路2号安徽师范大学赭山校区
网　　址：http://www.ahnupress.com/
发 行 部：0553-3883578　5910327　5910310(传真)
印　　刷：江苏凤凰数码印务有限公司
版　　次：2023年5月第1版
印　　次：2023年5月第1次印刷
规　　格：700 mm×1000 mm　1/16
印　　张：14
字　　数：251千字
书　　号：ISBN 978-7-5676-6162-2
定　　价：48.00元

凡发现图书有质量问题,请与我社联系(联系电话:0553-5910315)

前　言

医学以人、人的生命、人的健康为研究对象，其本质为"人性化的医疗"，因此，从一开始医学就是一门与人文社会科学相统一的自然科学。孙思邈的"大医精诚"、希波克拉底的"德术合一"都是对这种结合的最好概括。医学与人文联系密切，医学职业本身就充满着浓厚的人文特性，因此，当代的医学教育不可忽视医学生人文素质的培养。

2020年《国务院办公厅关于加快医学教育创新发展的指导意见》将"加强救死扶伤的道术、心中有爱的仁术、知识扎实的学术、本领过硬的技术、方法科学的艺术的教育"作为新医科人才培育的新内涵。这说明新医科战略中，培养医学人才的人文素质，才能适应当前我国高等医学教育教学发展，提高医学人才的培养质量。

医学人文素质教育的重点是在精神上塑造人，即培养医学生正确的价值观和医德素养，规范行为，提升医疗服务质量。因此，医学生医学人文素养的培育有别于医学基础知识与专业技能的学习。这就要求教育者必须依托医学专业课程，在专业知识教育中启迪学生思想、触及学生心灵，将人文精神内化于医学生的身心中。医患沟通学课程蕴含着丰富的医学人文素养知识，适合作为医学生人文素养培养的课程。

医务人员在临床中面对的是复杂的病例及病例背后的家庭及社会，与教学有着较大的差异，因而在医学教育中单纯采用传统的讲授式教学不利于学生接受，也不具有临床实践价值。那么，在众多的教学方法中如何进行选择与创新，让医学生在学习中实现沟通技能与人文素养的全面提升？

基于此考虑，教研组教师自2018年起持续进行医患沟通教学改革，改革的目标是不仅要培养医学生具备基本的医学沟通知识及人文知识，更要培养学生把理论知识应用于实践，在行动中践行医学人文思想。

医患沟通学课程的医学人文素养培育实践体系主要有以下四个特点。

第一，明晰培养目标。该课程体系的培养目标主要聚焦于两个方面：①注重医学生医患沟通能力在课程教学层面的落实和体现，引领学生体验其中的人文元素；②对标医生临床实践中对医患沟通能力的需求，构建医患沟通能力内容模型，锚定与医学人文精神融合的途径。

第二，构建系统化的课程体系。结合医患沟通能力素质构成模型，分阶段、分模块开辟一条医学生医学人文素养和医患沟通能力的培养路径。具体内容包括：在理论学习阶段，促进学生进行医学沟通基础知识的学习，着重丰富医学生的基础沟通理论，提升其人文认知水平；在专业技能学习阶段，将医患沟通基本技能分模块让医生学进行实践，着重提高医学生处理医患沟通问题的能力，促进学生在实践中深化医学生人文素质。

第三，增加实践教学的比重。在原课程不变的基础上，压缩理论知识教学时间，增加实践教学学时，理论教学课时与实践教学课时的比例为1：3。理论知识上传到线上教学资源平台并安排学生自学，线下课堂检验理论知识的学习效果并答疑解惑。在实践教学中融入医学人文元素，实现从知到行的转变。通过阅读医学人文书籍，鉴赏医学人文影视作品，完成观后感和推荐信的作业，从认知角度提升医患沟通能力和人文素养；设计医患沟通案例，进行小组讨论，再现真实的复杂案例，小组成员模拟现场情境，共同解决医患沟通难题；学生自行设计医患沟通情境（如设置沟通障碍、模拟患者焦虑以及不合作等负面的情绪和行为），分角色扮演不同患者，在医患沟通行为中提升人文素养。

第四，实施量化的课程评价。在课程教学实施的全过程，采用标准化测量工具，对参与课程学习的医学生医患沟通能力情况进行测试，综合量化评价课程的实施效果，并为后期教学改革提供不断更新的思路。

《医学生沟通能力与人文素养培育实践》一书就是我们教学改革探索

的初步成果。本书主要围绕医学生人文素养概述，医患沟通学课程教学要点，医患沟通学课程中人文素质培养实践三部分进行了阐述，主要从医患沟通学课程的教学目标、教学设计、教学要点介绍了人际关系、医患关系、人际沟通和医患沟通理论，重点分析渗透其中的医学人文知识，针对教学目标设计多个实践活动，从理论到实践共同推进医学生医学人文素养和医患沟通能力的提升。希望通过本课程的学习，医学生能成为具备良好职业素养、崇高职业价值观和人文关怀精神，初步掌握人际沟通、医患沟通的理论与技能，具有一定的临床能力、沟通能力，未来能从事临床医疗和卫生服务的应用型临床医学专门人才。

　　本书由从事医学生人文素质教学及管理的人员共同执笔完成，他们均具有丰富的医学人文教育和医患沟通经验。正是他们的聪明才智和无私奉献，才使本书得以顺利完成并出版。全书分工如下：第一章由张茜、韩静、沈秀琴完成，第二章由沈秀琴、苑艺蕾、朱伟娟完成，第三章由张茜、韩静、沈秀琴、苑艺蕾、朱伟娟完成。

　　医学教育改革是推动教育创新、提高教育质量的一项基础性的重要工作，也是一项艰难的课题，本书虽为各位教师多年的教育教学经验的结晶，但由于医学人文素养和医患沟通十分复杂，加之教师的能力和水平有限，书中难免有疏漏之处，恳请同行学者、专家和医学生朋友们不吝赐教，以便不断完善和提高。

张　茜

2022 年 5 月

目　录

第一章　医学生人文素养概述

2019年，教育部印发《关于切实加强新时代高等学校美育工作的意见》，要求提升高校学生审美和人文素养。2020年9月，国务院办公厅印发《关于加快医学教育创新发展的指导意见》，要求强化医学生职业素养教育，加强医学伦理教育，发挥课程思政作用，培养具备仁心仁术的医学人才。

《全球医学教育基本要求》（"Global Minimum Essential Requirements in Medical Education"，GMER）、美国医学会医学教育委员会（Council of Medical Education and Hospitals，CMEH）和英国医学委员会（British Medical Council，BMC）都提出过要加强对医学生人文社会科学的有关教育。美国、英国等发达国家很早就开始对医学生沟通交流能力与人文关怀能力进行评价与考核，并把这两项能力看作合格医师必备的素质。

医学人文素养由医学知识、仪表、行为、技能、智慧、品德等素养构成，其中品德最为重要，是医务人员人文素养的核心。所谓医务人员的人文品德素养，主要是指忠实于病人的健康，将病人的利益置于首位，以诚待人，不做伤害病人的事，不把病人当作谋求私利的试验品，不任意散布病人的隐私等。

医者，施以仁术以救人，施以仁心以救魂，只有具有悲天悯人情怀和良好人文素养的人，才能履行白衣天使救死扶伤的职责。一名优秀的医务人员既应具备丰富的专业知识与技能，也应具备高尚的人文素养。医学院校承担着培养明日医生的重任，对医学生进行人文素养的培养显得尤为重要，特别是在当前的大背景下，加强医学生人文素养的培育，有利于引导医学回归人文的本质，推动医疗卫生事业的健康发展。

医患沟通学是对医学生进行人文教育的重要课程，如何在教学中提升医学生的人文素养值得深入探讨。

第一节　医学人文素养与医患沟通学

一、医学人文素养相关概念

（一）人文的概念

人文（humanity cultural）是指人类文化中的先进部分和核心部分，即先进的价值观及规范，充分体现的是重视、尊重、关心和爱护人。简而言之，就是如何做人，如何为人，如何以人为本，体现人类关怀、生命关怀。《现代汉语词典》和《辞海》中对人文的定义是：泛指人类社会的各种文化现象。目前一般认为，人文是指人类在社会发展中，形成并固化的社会道德的价值观念、审美情趣和思维方式等。

（二）医学人文素养的概念

医学人文素养是医务工作者所具备的职业精神与人文思想，具体表现为医务工作者在与病人接触的过程中所展现的沟通能力、价值观、责任心、同理心等素养与品质。

医学人文素养包括五个层面：一是医德层面，医务人员能尊重接纳病人，有认真负责的态度和以人为本的从业理念，能设身处地为病人考虑；二是价值观层面，医务人员应有正确的价值观；三是人文社会科学知识层面，医务人员应结合人文思想和严谨的医学原则，灵活处理临床中遇到的各种问题；四是心理素质和抗压能力层面，医务人员在面对各种医疗问题时，能冷静沉着地妥善应对；五是语言沟通和文字表达能力层面，医务人员能与病人或同事、领导沟通顺畅。

（三）医学人文课程的概念

医学人文课程是培养医学生医学人文素养的重要载体，是医学与人文学科交叉融合形成的课程群。它既有人文课程的内容，又包含着医学专业知识，是将人文学科的理论与技能应用于医学实践的课程群。医学人文课程数目众多，包括医学史、医学导论、卫生法学、医患沟通学、医学心理学、医学伦理学、卫生学等。

（四）医患沟通学的概念

医患沟通学是一门重要的医学人文课程，是研究医患沟通的过程、沟通行为及医患关系等因素，探索如何以医患双方相关信息来提高医疗质量、改善医患关系，探究实施现代医学模式的一门新兴学科。医患沟通学旨在培训医学生医患沟通技能，教导医学生从心理和社会层面关怀病人，在与病人的沟通过程中认真倾听、积极关注、平等协商、共同决策。

二、医患沟通学对医学生医学人文素养培养的意义

（一）医患沟通能力是医学生人文素养的重要方面

医术由医患沟通能力与医学技术共同构成，2015年《人文医学教育教学改革纲要》中指出医患沟通学是人文医学的核心课程之一。2016年，教育部和卫计委发布的《中国本科医学教育标准——临床医学专业（2016版）》中对医学生的人文素养作出了具体规定，从思想道德与职业素质、知识、技能三个方面提出了35条目标要求。其中，"思想道德与职业素质目标"的规定中有大量内容涉及人生价值、道德责任、职业精神、科学态

度、医德义务、沟通理解等人文素养方面的要求。

医学生的医患沟通能力是其人文素养的重要方面。如石河子大学《临床医学专业本科培养方案（2022版）》中的毕业要求指出临床医学毕业生应具有初步的临床沟通能力，能以不同的角色进行有效沟通，能够了解患者问题、意见、关注点和偏好，使患者及家属充分理解病情；能够及时向患者和家属、监护人提供相关信息，在他们充分知情的前提下，努力同患者及其家属共同制订诊疗计划。这些能力均体现了医学生人文素养五大层面的内容。

（二）医患沟通是和谐医患关系的需要

医学人文素养是医患沟通的灵魂，是营造和谐医患关系的需要。若医务人员没有高尚的医德情怀，没有对病人的悲悯之心，只追求沟通技巧的"话术"，其结果是只能带给患者痛苦体验，毫无和谐可言。

健康所系、性命相托是医患关系的真实写照，医患本应是相互信任的战友。医患不和谐事件，隐藏着经济、法律、心理等多方面的人文问题，而这绝非刻板的"技巧"能够解决。因此，加强医患沟通课程学习应重视医学生的人文素养培育。

（三）医患沟通是医学回归本质的需要

医学的本质是人学，核心在于对人的关怀。人既是自然人，也是社会人，因此医学不但要治疗人的生理疾病，而且要促进人的身心健康发展。希波克拉底曾说过，医生既是医疗知识和技术的提供者，也是聆听者和观察者。一个合格的医务工作者不仅要具备专业的理论知识与扎实的临床技能，还要具备深厚的人文知识与良好的职业素养。医患间良好的沟通过程渗透了人文元素，体现了医疗活动中照护与关爱的医学本质，有助于避免医患关系简单化、唯技术化和医学目的功利化的趋势。因此，在医患关系备受关注的今天，在医患沟通教学中加强人文素养教育比以往任何时候都显得更为重要。

第二节　医患沟通教学中存在的问题

医患沟通学是一门实用性较强的学科，是临床医学、预防医学专业课程中的必修课程。2004年，南京医科大学首次对医学生开设了医患沟通课程，此后国内许多医药院校都开设了针对医学生医患沟通能力的课程。2017年，教研室教师为临床医学、预防医学等专业的医学生开设了医患沟通学课程。5年来医患沟通学课程建设已取得长足进步，但随着教学理念的更新，医患沟通教学仍显不足，现将本课程教学中存在的问题分析如下。

一、医学生对人文素质类课程不够重视

在长期应试教育模式的惯性影响下，国内医学高校目前的总体倾向仍是重专业知识教育、轻人文素质培养；对于医患沟通能力培养重要性的认识仍更多停留在媒体的呼吁和医学教育体系制定者的顶层设计中，在医学人才的培养方案中并未着重强调。加之医学生的专业课程安排紧凑，学生在与考研和医师资格证考试联系紧密的课程上投入大量的时间和精力，难以分身于医学人文课程，导致医学生对人文素质类的课程重视、关注不够。

二、课程体系设置不够科学

目前的教学设置主要有两大问题。其一，学时不足。根据石河子大学的医学人才培养方案，医患沟通学课程设置有24个学时，学习的内容包括两大类：与不同身份的个体进行人际沟通和医疗情境下的医患沟通。因本课程是一门交叉学科，教学内容繁杂，特别是医患沟通学的主要教学内容——医患沟通技能部分涉及医患双方在政治、经济、法律、卫生政策、

文化、教育、心理、行为和生活方式等方面的差异，涉及伦理学、卫生法学、传播学、语言学、社会学、诊断学等多学科的知识，无法在有限的1～2个学时内讲清讲透。其二，医患沟通课程的先导课程有医学史、医学哲学、社会学、语言学、传播学、伦理学、医学心理学、卫生法学等，但学校将医患沟通学课程安排在医学伦理学、卫生法学两门课程之前，同时医学生的人才培养方案上并未安排医学史、医学哲学、语言学等课程，导致部分内容无法深入。这两大问题均对课程教学造成了不利影响。

三、医学生医患沟通实践不足

医患沟通学是一门应用课程，《人文医学教育教学改革纲要》中指出医患沟通学的授课方法应轻理论重实践，但目前石河子大学将此课程设为理论课，导致授课内容仍以理论为主。为提高教学质量，本课程的授课教师在课程中安排临床沟通案例进行讨论等实践环节，但学生实践能力的提高并不明显。其原因主要有两个：其一是目前受医学生培养模式的影响，学校将医患沟通学课程的学习安排在第二年，大量临床课程见习安排在第三年，毕业实习集中安排在最后一年，这导致本课程理论教学与临床实践相脱节，无法互为补充。其二是我国医学院医患沟通课程存在重理论、轻实践的现象，学院将医患沟通学定为纯理论课，导致本课程的教学课时中没有设置实践课时，教学以课堂讲授为主，虽然教师在授课过程中会适当安排少量实践，但学生学习医患沟通学课程的兴趣不足，导致课程知识所学非所用，不能灵活运用于临床实践，面对复杂医患关系无法处理。

四、评价体系单一

目前我国的医患沟通学课程评价尚处于起步阶段，国内院校多采用闭卷考试和理论考核的形式，但因沟通能力的重要组成——人文素养的隐形特点，导致在闭卷考试题目中设置的考查人文素养的试题只能粗略反映学生的学习情况，无法精准引领课程教学改革的思路。

五、师资力量薄弱

对医学生而言，医学高等院校人文教育的结果在很大程度上受教师本身人文素质水平的影响。医学人文横跨了两大学科领域——人文社会科学与自然科学，要求授课教师不但具有医学专业知识背景，而且具有较高人文素养。目前符合这一要求的跨学科的理想教师人才较少。石河子大学与国内大部分医学院校情况类似，从事医患沟通学课程教学的专职教师大部分是由社会学科教师或者医学教育管理者担任，教师在知识结构上较为单一，一般有心理学和社会学学习背景，但临床医患沟通经验不足。因为医患沟通学专业教师数量不足，因此石河子大学医患沟通学课程聘请临床教师兼任，但教学效果不够理想。

一方面，专职教师人文知识丰富但临床沟通经验欠缺。由于我国医患沟通学课程开设时间较晚，开设的院校较少，大部分教师并未进行过系统的医患沟通学知识学习，加之缺乏相应的医学训练，导致教学方法简单，内容缺乏吸引力。另一方面，聘请临床医务人员作为临时兼职教师存在教学人员不稳定、教学时间难以保证的难题。兼任本课程教学的临床医务人员常常身兼数职，日常忙于临床诊疗和科研工作，虽然临床教师的临床沟通经验丰富，但没有足够的时间和精力深入钻研课程内容。

第三节 医患沟通学教学问题溯源与改革路径

一、问题溯源

康德在《实践理性批判》一书中谈到任何科学技术或者哲学，如果给人的不是幸福与仁爱，那么其价值就大打折扣。既往生物医学模式下"见病不见人""医病不医心"的缺陷让医务人员专注于治疗疾病，忽视病人的尊严和心理，导致病人就医体验差，医患关系失和，医患冲突多发。在此大背景下社会各界呼唤人文精神回归医学，因此，医患沟通学课程开始被纳入医学教育中，开设的主要目标在于改善医患交流、和谐医患关系。

石河子大学于2017年开设了医患沟通学，目前已对临床医学和预防医学的本科生进行了五轮教学，但医学生仍然存在"沟通能力不足，人文素养薄弱"的情况，主要表现在：有的医学生缺乏美育知识、审美情趣和审美能力，有的心理素质不好和心理健康水平不高，有的没有远大的理想和抱负，道德修养不足。医患沟通能力是医务人员职业胜任力的重要方面，在医务人员与病人合作抗击疾病的全程均涉及医患沟通，其效果直接关乎医患之间的相互信任不好和治疗效果。如果只重视沟通技巧训练而忽视对学生进行医学人文素养培养，势必出现只会熟练地运用伦理原则和法律条款进行自我保护的利己主义者，或者只会刻板遵照沟通程序对病人和颜悦色但无真诚的"话术"医生。

对此问题进行溯源，发现根本原因有两个：一是当前社会存在的"实用主义"和"技术至上"思想，使人们容易忽视"社会人"的精神存在、人文涵养、人文积淀对教育的重要性。把教育简单化为纯粹的技术性训练及培养某一行业具有基本操作能力的人，课程教学与临床实践均以追求掌握医学的尖端前沿知识为目标，忽视病人的心理和情感需求。二是在医学教育里，医学专业知识和自然科学技术被过分强调，人文素质教育在医学人才知识技能结构里处于边缘地位。如自入学起医学生就认定医学院校属于理工类学校，在行为上表现为重理轻文，对医学临床课程专注认真，但在学习医患沟通学这类医学人文课程时兴趣与热情偏低。

这些问题均导致医患沟通学教学效果不够理想。为改变这一现状，石河子大学教师不断反思和调整，探索在传授医患沟通专业知识技能中融合人文素养培养的教学改革实施路径。

二、改革路径

（一）教学目标设计

（1）知识目标：掌握医患沟通的基本原则和技能方法，熟悉临床医学各学科医患沟通的知识与沟通要点。

（2）能力目标：能够识别不同病人的情绪，理解病人的需求，灵活选用合适的医患沟通技术。

（3）人文目标：培养学生的价值观、医德修养、科学素养。

（二）教学内容设计

教师结合人才培养方案和教学目标，将课程内容整合为五大知识单元，在相应课程内容中融合关爱生命、尊重生命、敬畏生命三大人文素养培育主题（表1-1）。

表1-1　五大知识单元

知识单元	思政要素	教学内容
绪论	1.价值观:爱国,奉献,专业,自信 2.医德修养:医者责任	医患沟通学的特点和内容,医患沟通学的发展,医患沟通学的学习方法
人际关系与人际沟通技能	1.医德修养:公正,平等,尊重,理解 2.科学素养:具体问题具体分析	人际关系的特点和内容,人际关系的发展阶段,人际关系理论,人际沟通的要素、模式、原则、技巧
医患关系	1.价值观:不畏艰苦,无私奉献 2.科学素养:不怕失败,勇于创新	医生角色与心理行为,病人角色及心理特征,不同科室患者的心理特征
医患沟通技能	1.科学素养:求真务实,敬业精神 2.价值观:服务基层 3.医德修养:严谨负责,尊重生命,敬畏生命,以人为本,有同理心	医患沟通的目标、原则与内容,医患沟通的过程与技能,与不同科室患者的沟通技能

续　表

知识单元	思政要素	教学内容
医患冲突	1.人文素养：理解与尊重，法治意识 2.医德素养：救死扶伤，关爱生命	医患冲突的特征和成因，医患纠纷的特点与沟通技巧

（三）实践教学设计

为实现培养具有仁心仁术的未来医者的目标，教研室教师既重视在医学专业教学中渗透人文教育，又重视结合具体的沟通练习提高医学生的人文素养。在近几年的探索与实践过程中，教研室教师针对当代医学生思想开放、个性张扬、多才多艺、善于表现、敢于展现、特立独行等性格特点，在教学方法上探索了一条以实践训练促能力提升，推进医学生素质培养和沟通能力养成的路径。通过精心设计，教师在课程的五个知识单元中安排了丰富的沟通实践活动促进医学生人文素养培育，如组织医学生开展医学人文作品阅读，反思当前的医学热点话题，通过观影、角色扮演等训练方式提高医学生的实践应用水平，促进沟通知识与医学人文素养的融合，并根据学生认知的特点形成了"认知建构—体验感悟—实践反思"三阶段培养体系。

1.认知建构阶段

（1）夯实理论知识。只有掌握一门学科的基本理论、基本知识，才能真正实现理论与实践、知识与能力的和谐统一。医患沟通课程要求学生系统掌握沟通的理论知识，如医患沟通的基本理念和原则、目标与任务等。教学方法以讲授法为主，为帮助学生掌握理论知识开设"专家讲堂"，邀请内、外、儿、妇、急诊等科室的一批优秀临床专家登上讲台，与同学们分享诊疗中的沟通案例，探究背后的原理。各位专家以生动幽默的语言，具体实用的案例，受到学生的欢迎；医学生以课堂上这些有高尚医德的专家为榜样，进一步坚定了医学信念。为帮助医学生强化知识基础，教师在课后安排学生完成线上教学资料的自主学习，提高他们的理论水平。

（2）品评热点话题——"我眼中的医患关系"。医学生正处于价值观树立的重要时期，他们对社会、专业的认知多源于媒体的报道。但部分媒体在涉及医患关系方面的报道时，可能未获得全面信息以致误导民众。这样的报道，导致医学生学习热情降低，甚至在一定程度上影响我国大健康事业的发展。

鉴于这种情况，授课教师在教学中结合新闻热点中有关医患关系的报道与临床医疗工作进行重点剖析讲解，同时组织学生进行"我眼中的医患关系"热点话题讨论、模拟医患双方展开辩论，努力创设多种沟通实践活动引导同学们利用所学知识深入分析判断社会现象。

此活动既能使学生的语言表达、合作协调等诸多方面能力得到稳步提高，又能增强学生的专业认同。为进一步深化活动效果，课后设计开放式作业——"我眼中的医患关系"，安排学生结合所学知识谈自己对当前医患关系的看法，课堂分享点评，此举不但提高了课堂的教学效果而且丰富了教学内容。

2.体验感悟阶段

（1）校园人文书籍阅读。由于大二的医学生尚未接触临床，无法设身处地理解临床病人的心理和需求，故授课时教师倡导学生多读书、读好书，通过读书丰富认知。在本课程授课期间，教师要求每位同学至少阅读一本人文书并完成一篇阅读反思文章，利用网络教学平台向学生推荐10本经典人文书供选择。读书活动现已开展3个学年，收到600余份阅读反思作品。

（2）影片鉴赏。人的认知过程是立体的，视频资料能提供视觉和听觉的双重刺激，对观者情绪和思想的冲击是语言叙述无法企及的。教师在本课程的影视鉴赏活动中向医学生推荐了10部优秀作品，既有励志电影，也有医疗影视剧，帮助无从医经历的医学生体验真实的医疗情境。

3.实践反思阶段

角色扮演法是在情境中对不同角色行为进行模拟并体会其内在心理变化的方法。为了推动学生真正投入本课程的学习中，教师在课程教学中设置了实践反思阶段的学习——角色扮演，设计了"门诊病人"等角色模拟活动。

教师提前布置角色扮演任务，安排学生分小组进行角色扮演，小组成员分工合作查阅相关临床疾病知识，讨论理解角色，设计不同身份背景的病人及家属的台词，之后组员分别扮演医生与病人及家属，在课堂展示后由其他小组同学进行点评。

此活动高质量完成的关键有三个方面：其一是全组成员的合作精神和扎实的理论知识基础；其二是教师在整个过程中要实时控制和引导，帮助医学生充分体会不同角色的心理活动；其三是课堂上由其他小组进行点评，锻炼了全班学生的沟通能力。

通过此阶段的学习，学生实现了三大转变。角色扮演法从临床案例出发，联系医疗实际设计任务，为学生提供实战演练的机会，实现了从学无所用到学以致用的转变；在完成角色扮演任务的过程中，学生主动学习相关知识解决临床医患沟通难题，实现了从要我学到我要学的转变；当医学生以一名医务人员的身份进行沟通时，真正实现了从医学生到临床医师角色的转变。

（四）教学评价

为了避免重知识轻能力、"一考定终身"的考核方式的弊端，医患沟通学采用重视过程评价和多样化的考核方式弥补以上不足。

1.重视过程性评价

为了使考试成绩更好地体现教学的知识、能力和素质目标，教师加大了平时考核在总成绩中的比重，扩大了平时成绩的覆盖范围。课程总评=平时成绩（占40%）+期末理论考试成绩（占60%）。

平时成绩覆盖的范围包括日常出勤情况、课堂互动表现、作业完成情况及参与课堂讨论情况等。

2.调整考试内容

理论课完成后进行笔试考试，笔试考试内容引入医患沟通案例分析题目，减少认知类题目，期末笔试中分析类题目占比应不少于20%。

第二章 医患沟通学课程教学要点

第一节 医患沟通导论

一、医学的本质

1.医学是科学

《科学技术辞典》指出医学是指保护和加强人类健康、预防和治疗疾病的科学知识体系和实践活动。

《中国百科大词典》认为医学是认识、保持和增进人体健康，预防和治疗疾病，促进机体康复的科学知识体系和实践活动。

医学是一门自然科学，因为医学研究的是一种自然现象，即人体、生命、健康、疾病及防病治病的客观规律。

医学的研究对象是人本身，人是自然人，是具有生物属性的人，更是社会人。

医学在本质上是人与人的问题。医学不应仅以治疗为内容，更应以人文关怀为己任，医学的人文水平决定医学的根本命运和走向。

2.医学是人学

英国罗伯特·玛格塔在《医学的历史》中提到：文艺复兴给了医学两

个最不朽的影响——人道主义和解剖学。医学与人有着密切联系，因为医学所研究的是与自然和社会相互联系着的人，所以医学是关乎自然科学（生物学、物理学、化学等）和社会科学的综合性科学。

二、医患沟通的概念

人类的生活离不开沟通，交流沟通是人类行为的基础。医者绝不可能有各种疾病的亲身体验，因此，当病人向医者诉说他的痛苦、陈述他的感受时，不一定都能被医者理解、引起医者的共鸣；同样，当医者表达诊疗意见、提出配合要求时，也不一定全能被病人领会、赢得病人的合作。

医患沟通（doctor-patient communication 或 physician-patient communication）是指在医疗卫生和保健工作中，医患双方围绕伤病、诊疗、健康及相关因素等主题，以医方为主导，通过各种有特征的全方位信息的多途径交流，科学地指引、诊疗患者的伤病，是医患双方达成共识并建立信任合作关系，以达到维护人类健康、促进医学发展和社会进步的目的。

医患沟通学是研究医患沟通的过程、沟通行为及医患关系等诸多因素，探索如何以医患双方相关信息来提高医疗质量、改善医患关系，探究实施现代医学模式的一门新兴学科。

三、医患沟通的特点

医患沟通是人际沟通在医疗领域的具体实施和应用，是一种特殊形式的人际沟通。

由于医务人员和病人之间的特殊专业关系，医患沟通有其特定的内容、形式和目的，其所应遵循的关系规则与普通人际沟通规则也不完全相同，而且沟通的效果在很大程度上受到医务人员职业情感和专业知识技能的影响。

医患沟通的本质为治疗性沟通，医务人员的沟通任务不仅仅是告知病人有关的疾病和治疗信息，还包括与之相关的价值信念、伦理观念、经济利益、法律规章、文化习俗、情感意志等信息。这些复杂的信息交织在一起，相互影响，组成了医患沟通既有人际共性又有医患个性的信息群，并通过语言、行为及环境以多途径、多形式进行传递。

医患沟通不仅仅是技巧，更是一门艺术，医患沟通能力与医学技术共同构成了医术的内涵，是经验、灵感和理论的三位一体。

四、医患沟通的意义

古希腊医学家希波克拉底说，世界上有三件东西能治病，一是语言，二是药物，三是手术刀。

医患之间的沟通不仅为诊断所必需，也是治疗中不可缺少的一个方面。良好的医患沟通可以实践"医学的人文关怀"，发挥道德情感的传递作用，传播与发展人道主义精神，提升医疗质量。

1. 医患沟通是现代医学模式发展和转变的需要

随着现代医学科技的高速发展，临床医生对辅助检查越来越重视，依赖性也越来越大，与患者的沟通交流变得越来越少。

但是现代医学模式已从以医疗为中心转变为以患者为中心，是一种医学人文精神回归的"生物—心理—社会"医学模式。它要求医方在提供医疗服务的同时，必须尊重患者，平等相待，既要重视生物学致病因素对患者健康的损害，又要重视心理、社会因素对患者健康的影响，真正做到以患者为中心，而医患双方的沟通与交流是实现这一目标的基础。

2. 医患沟通是增进医患双方理解与信任的基础

由于医患双方在拥有的医学专业知识上存在巨大差异，患者不一定具备医学知识，其对临床医疗过程中所表现出的疾病症状和诊疗过程不理解，如果医务工作者没有进行必要的说明和解释，可能会造成信息沟通不畅，导致患方产生误解、不信任，进而影响医患关系。

3.医患沟通是提高医疗质量的需要

正常良好的医患关系需要寻找医院主体与就医客体在动机、情感、语言、行为、态度等各个方面的最佳配合点。因此，医务人员与患者接触时，必须努力消除患者对医院的陌生感，使患者保持良好心理状态，促进患者机体早日康复。因此，医患关系从一个侧面反映了医疗质量，也关系着医院的声誉。

4.医患沟通是减少医患纠纷、促进医患和谐的桥梁

现实中，相当一部分的医疗纠纷，往往不是医疗技术引起的，而是医患之间的沟通不畅或是交流质量不高造成的。加强医患沟通，既能有效地了解患者的需求，又是对患者进行心理疏导的一种有效手段，解惑释疑，使患者忧郁的情绪得以宣泄，减少医患间的误会。

五、医患沟通学的研究对象

医患沟通主要是指医患之间沟通和交流的过程，涉及医患之间心理和行为的互动过程。医患沟通主要是研究医方与患方及在两者之间起桥梁联系作用的相关因素。

（一）医方

医方狭义上指的是医务人员，是经过考核和卫生部门、行政机关批准或承认的，取得相应资格的各级、各类卫生技术人员，包括医务管理人员、医疗防疫人员、护理人员、药剂人员、检验人员。广义上而言，医方不仅指医务人员，还包括工程技术人员、后勤人员和行政管理人员。虽然他们不直接从事诊疗护理工作，但他们与医务人员目标相同，即防病治病、救死扶伤，保障人民的身体健康。

1.医生角色

医生角色是在特定的医患关系中，掌握医疗卫生知识和医疗技能，进行疾病防治工作的专业人员。

2.医生职责

（1）技术的专门性。

（2）感情的中立性。

（3）对象的同一性。

（4）职能的专一性。

（5）服务范围的广泛性。

（6）救死扶伤的高尚性。

（7）医疗工作的艰巨性。

（二）患方

传统的患方指的是患者本人，也就是直接接受医院检查治疗的人。现代的患方不仅指者本人，还包括患者的直系亲属、近亲属、代理人、监护人及患者所属的单位、组织或保险机构。

1.患者

患者是医患沟通的基础，也是医患沟通最直接的对象、医院服务的本质对象。

2.家属

家属是除患者外医务人员接触最多的、起着极其重要作用的关键人物，由患者的各级亲属组成。医方与患者家属沟通的内容主要围绕医疗质量展开。通过与家属紧密接触，解释医疗全过程以获得理解及支持，减轻患者的疑虑。

3.单位人员

单位人员包括患者及家属单位的负责人、医院职能部门的负责人、社区居委会的负责人等。医院职能部门的详细解释，可以使单位人员理解院方并了解医疗全过程，通过他们做好患者和家属的工作。

（三）相关因素

医患沟通障碍和医患冲突，常与复杂的社会因素有关。这些社会因素包括经济因素、道德因素、法律因素、心理因素、管理因素等。这些因素可能干扰沟通意图，导致医患沟通障碍，甚至出现医患冲突、医患纠纷，因此这些因素也是医患沟通需要研究的重点内容。

六、链接——"有时去治愈，常常去帮助，总是去安慰"

"有时去治愈，常常去帮助，总是去安慰。"这是西方医学对医生的人文要求，它来自一篇墓志铭，原文是"To Cure Sometimes，To Relieve Often，To Comfort Always"。

这是美国全科医生——爱德华·特鲁多（Edward Livingston Trudeau）（1848—1915）在撒拉纳克湖畔的墓志铭。

特鲁多出生于美国纽约的一个医药世家，20岁进入哥伦比亚大学深造。就读期间，25岁的他被确诊患了肺结核。结核病在18世纪曾横扫整个欧美地区。18世纪末，整个美国仅新英格兰地区就有2%的人口因为肺结核而死亡；19世纪，结核病被称为"人类死亡之首"，每7例死亡病例中就有1例是结核病。因此在当时，结核病可以说属于不治之症。特鲁多只身来到荒凉的撒拉纳克湖畔，静静等待着死亡的到来。远离城市喧嚣的特鲁多，每日沉醉在对过去美好生活的回忆中，间或上山去走走，打打猎，过着悠闲的日子。渐渐地，特鲁多惊奇地发现：他的身体正在日益恢复。特鲁多回到学校完成了学业，获得了博士学位，并开始了自己的行医生涯。但他的结核病还会不时复发，而一旦回到撒拉纳克湖地区，结核病就会不治而愈。

1882年，特鲁多定居在撒拉纳克湖畔。1884年，特鲁多用朋友捐赠的400多美元创建了美国第一家专门的结核病疗养院——Adirondack村舍疗养院，帮助和治愈了无数患者，当中包括著有《金银岛》的著名作家罗伯特·路易斯·斯蒂文森（Robert Louis Stevenson），他本人也成为现代医学史上预防和控制结核病的先驱。随后，特鲁多建立了美国第一个非营利性的肺结核研究实验室，并成为美国第一个分离出结核杆菌的人，之后又创办了一所"结核病大学"。

特鲁多对病人从生理和心理上同时照料的许多方法至今仍被沿用，引领了美国在结核病治疗和研究领域的前沿。直至今日，举世闻名的"特鲁多研究所"拥有许多世界知名的科学家和训练有素的科研团队，在研究种类繁多的病原体感染和免疫方面作出了极大的贡献。

1915年，特鲁多因结核病于67岁去世，他死后埋葬在撒拉纳克湖畔。让他声名远播的不仅仅是他在学术上的成就，更是他墓碑上刻着的、他一辈子行医生涯的概括与总结——有时去治愈，常常去帮助，总是去安慰。

与一百多年前特鲁多生活的那个时代相比，今天的科技进步已使很多疾病的治愈有了可能。但是我们也应该看到疾病仍然很复杂，我们对某些疾病仍然了解不多，临床医学的发展仍然有局限性，还有很多的疾病不能够治愈，如果将死亡作为评判医学的标准，那么医学最终的结局永远是失败。

特鲁多的名言诠释了医者的职责，不只局限于治疗疾病，医生从了解疾病到做出诊疗再到最终对疾病进行判断，再指导后期康复及疾病随访，整个过程中，医患之间不断进行交流，医患关系也在逐步加深。医者从最初的单纯治疗疾病延伸到对病人生活上的关怀、心理上的安慰与鼓励。《病患的意义》一书的作者图姆斯有一句名言："大夫，你只是在观察，而我在体验。"可见，病人更重视医生对其痛苦的体察和缓解。

第二节 沟通原理

一、沟通的定义

1.沟通

沟通是指人们运用语言或非语言符号（如眉目传情表达爱意）交换意

见、传达思想、表达感情和需要等信息交流的过程，包括物质交往和精神交往。沟通能使群体内部个体之间和群体之间在认知、情感和行为上彼此协调，相互统一。

2.沟通的作用

（1）传递和获得信息。沟通的过程涵盖信息的采集、整理、传送、交换。通过沟通交换有意义、有价值的各种信息，生活中的大小事务才得以开展。

（2）改善人际关系。沟通与人际关系两者相互促进、相互影响。有效的沟通可以获得和谐的人际关系，而和谐的人际关系又使沟通更加顺畅；相反，人际关系不良会使沟通难以开展，而不恰当的沟通又会使人际关系变得更坏。

（3）人际沟通也叫信息交流，指的是社会中人与人之间在共同活动中彼此交流思想、感情和知识等信息的过程。

二、沟通的要素

沟通表现为信息的交流。沟通的一般模式如图 2-1 所示。

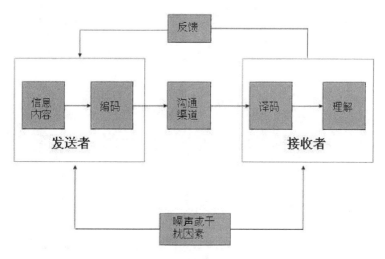

图2-1　沟通的一般模式

从模式上看，沟通是发送者将信息编码后输入信息通道，接收者将信息译码后接受，译码、理解后并将反应反馈给发送者的过程。整个沟通过程涉及七个基本要素：信息发送者、信息接收者、信息、沟通渠道、反馈、噪声、环境。

1.信息发送者

信息发送者是利用生理或机械手段向预定对象发送信息的一方。发送者可以是个人，也可以是组织。发送者主要负责信息的收集、加工、传递和接收反馈。

2.信息接收者

信息接收者是发送者的信息传递对象。主要任务是接收发送者的思想和情感，并及时地把自己的思想和情感反馈给对方。在大多数情景中，发送者与接收者在同一时间既发送又接收。

3.信息（编码、译码）

信息就是发送者所发送的内容，是由发送者与接收者分享的思想和情感组成的。编码指将所要交流的信息，依照一定的码规编制为信号。编码中要选择恰当的代码或语言，要适应接收者的理解和语言能力，还要有适合沟通的渠道和使用的媒介。不恰当的编码会让接收者不知所云，包括不适时宜地使用专业术语或在非正式的社交场合使用过于正规的语言等。

译码指将所接收的信号依照一定的码规解释、还原为信息。译码可能是将信息由一种语言翻译为另一种语言，也可能是理解他人点点头或眨眨眼的意思。在这一过程中，传递的信息被转化、精简、阐述、储存、发现和使用。

4.沟通渠道

渠道是信息经过的路线，包括信息传递的途径、沟通信息的方式、发送者和接收者发送与接收信息的手段。信息一定要通过一种或数种信息渠道，才能到达目的地——接收者。在面对面的沟通中，渠道主要是声音和视觉，还有我们所熟悉的大众媒介，如报刊、电话、电影、电视、网络等。

5.反馈

反馈是信息接收者接收发送者所发出的信息，通过消化吸收后，将产生的反应传达给发送者。

6.噪声

噪声是理解和准确解释信息的障碍，噪声发生在发送者和接收者之间，电话杂音及"蜂声"、收音机的失真、电视机荧光屏上的"雪花"干扰等，都是一种噪声。这些噪声，有的是外界信号，有的则产生于沟通过程本身。它分成三种形式：外部噪声、内部噪声和语义噪声。

7.环境

环境是沟通发生的地方。环境能对沟通产生重大的影响。正式的环境适合于正式的沟通。在很多情况下，环境不同，沟通的效果也是不同的。

三、沟通的类型

按不同分类标准，人际沟通有多种类型。

1.语言沟通和非语言沟通

按照沟通所使用的符号形式分类，人际沟通又可分为语言沟通和非语言沟通。

语言沟通是指沟通者以语言符号的形式将信息发送给接收者的沟通行为，它是以自然语言为沟通手段的信息交流。语言沟通又可分为有声的语言沟通和无声的语言沟通。非语言沟通是指沟通者以非语言符号的形式将信息传递给接收者的沟通行为，它是以表情、动作等为沟通手段的信息交流。面部表情及眼神、身体动作及姿势、言语表情、个人空间及个人距离、气质、外形、服饰、行为等都是非语言符号，它们都可以作为沟通工具来进行非语言沟通。

2.正式沟通和非正式沟通

按沟通的组织程度分类，人际沟通又可分为正式沟通与非正式沟通。

正式沟通是指在组织机构中通过明文规定的渠道进行信息的传递。例如，上级向下级下达指示、发送通知，下级向上级呈送材料、汇报工作，单位各种会议，等等。正式沟通的优点在于沟通效果好，具有较强的约束力，较重要的信息通常采用这种方式沟通，但它也有局限性，即沟通速度慢，不易沟通感情。

非正式沟通是指在正式沟通渠道外进行的信息交流，每个人以个人身份进行的人际沟通活动。

3.单向沟通和双向沟通

从沟通信息有无反馈的角度看，人际沟通又可分为单向沟通和双向沟通。

单向沟通是指单向信息流动的人际沟通。在沟通时，沟通双方的地位不变，一方只发送信息，另一方只接收信息而不向对方反馈信息。单向沟通的优点在于快捷、迅速。但是单向沟通在传播信息时，发送者和接收者之间没有讨论的余地，所以，单向沟通得到的信息往往并不十分准确。另外，它比较严肃呆板，当接收者具有潜在的沟通障碍时，易产生抗拒对立情绪。

双向沟通是指双向信息流动的人际沟通。在沟通时，发送信息者与接收信息者之间的地位不断变换，信息沟通与信息反馈多次往复，如交谈、协商、谈判等。人际沟通中的绝大多数均为双向沟通。双向沟通的优点在于接收者和发送者之间有反馈机会，易于准确把握信息。同时，双向沟通比较灵活自由，信息接收者有表达自己观点、建议的机会，因此有利于双方互相理解，形成融洽的人际交往关系。但是双向沟通因为要听取反馈意见，有可能受到接收方的质询和评价，因此传递信息的速度较慢。

两种沟通方式的比较：①单向沟通的速度比双向沟通快；②双向沟通比单向沟通准确；③在双向沟通中，接收者对自己的判断比较有信心；④在单向沟通中，接收者感到有心理压力；⑤双向沟通易受干扰，且缺乏条理性。

4.上行沟通、下行沟通和平行沟通

按照组织结构和流动方向划分，沟通可以分为上行沟通、下行沟通和

平行沟通。

（1）上行沟通。上行沟通就是指下级情况、意见通过组织系统向上级反映的沟通形式，是自下而上的沟通，如下属向领导汇报工作、表明态度、提出建议等。

（2）下行沟通。下行沟通是指组织内部上级管理人员向下级人员传达指示，发布命令、通知、通报等的沟通方式。

（3）平行沟通。平行沟通是指同一层次的组织人员之间的信息交流，包括群体内部平行组织之间的横向信息交流、群体之间的信息交流。如医院一个科室内部的医生之间交流患者病情等。

5.工具式沟通和感情式沟通

按照功能划分，沟通可以分为工具式沟通和感情式沟通。

（1）工具式沟通：指发送者将信息、知识、想法和要求传递给接收者，以影响接收者的知觉、思想和态度体系，进而改变其行为。

（2）感情式沟通：目的是表达情绪状态，消除紧张心理，征得对方同情、支持和谅解等，进而满足个体心理上的需要和改善人际关系。

四、沟通的过程

1.信息规划

信息规划就是对信息进行收集、整理、分析的过程。信息规划过程反映着沟通者的逻辑思维能力的高低和信息量的多少。信息规划主要包括：确定信息的范围、收集信息、信息评估、信息整理和分析。

2.信息编辑

信息编辑就是将信息与意义符号化，编成一定的文字等语言形式或其他形式的符号，以某种形式表达出来。

3.信息传递

信息传递，即通过一定的传递媒介将信息从一个主体传递到另一个主体。传递信息可以通过谈话、演讲、信函、报纸、电视节目等来实现。

4.信息阐释

阐释，即将收到的信息解码，然后用自己的思维方式去理解这一信息。信息阐释包含两个层面：一是还原为信息发出者的信息表达方式，二是正确理解信息的真实含义。

5.信息反馈

信息反馈是沟通中的重要环节。信息接收者在获得信息后或根据信息采取行动后，会根据自己的理解、感受和经验提出自己的看法、建议，这就是信息反馈。

6.沟通阻碍

沟通阻碍是指个体在沟通过程中面临的一些实际阻碍因素。

五、沟通的层次

根据沟通效果，可以将沟通分为五个层次。

1.一般性交谈

一般性交谈是最为普遍的沟通方式，也是沟通的最低层次。

2.陈述事实的沟通

这是一种对客观事实进行简单陈述的沟通方式，不加入个人意见或涉及人与人之间的关系。通常情况下该层次的沟通只是传递一定的信息量，传递者并不在意接收者的感受。

3.分享个人想法和判断的沟通

这是比陈述事实又高一层次的沟通。

4.分享感觉的沟通

这种沟通方式较难实现，只有相互信任，有了安全感的时候才容易做到。

5.沟通的极点

沟通的极点又称沟通的峰点，是指沟通互动双方达到了一种短暂的"一致性"的感觉，或者不用对方说话就知道他的体验和感受。

六、沟通的风格

1.驾驭型

具有这种沟通风格的人比较注重实效，具有非常明确的目标与个人愿望，并且不达目标誓不罢休。

2.表现型

具有这种沟通风格的人显得外向、热情、生机勃勃、魅力四射，喜欢在沟通过程中扮演主角。

3.平易型

这种类型的人具有协作精神，支持他人，喜欢与人合作并常常助人为乐。

4.分析型

具有这种沟通风格的人擅长推理，一丝不苟，具有完美主义倾向，严于律己，对人挑剔，做事按部就班，严谨且循序渐进，对数据与情报的要求特别高。

七、链接一——人际距离理论

人类学家霍尔认为"人际距离"可分为4种。

（1）亲密距离（0～0.5米），通常用于父母与子女之间、情人或恋人之间，在此距离上双方均可感受到对方的气味、呼吸、体温等。

（2）个人距离（0.5～1.2米），一般是用于朋友之间，此时，人们说话温柔，可以感知大量的体语信息。

（3）社会距离（1.2～3.5米），用于具有公开关系而不是私人关系的个体之间，如上下级之间、顾客与售货员之间、医生与病人之间等。

（4）公众距离（3.5～7.5米），用于进行正式交往的个体之间或陌生人之间。这时的沟通往往是单向的。

八、链接二——正式沟通与非正式沟通形式

（一）正式沟通

正式沟通按形式划分为链式、轮式、Y式、环式和全通道式沟通（图2-2）。

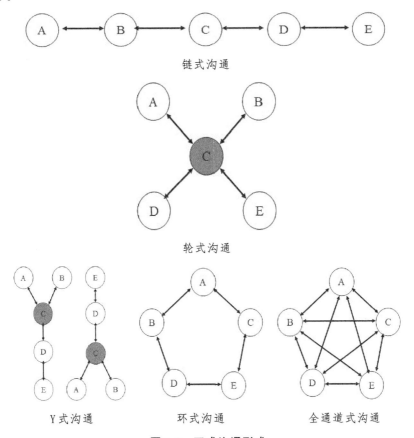

图2-2　正式沟通形式

1.链式沟通

优点：结构严谨、规范。

缺点：信息传递速度较慢，容易失真，成员平均满意度较低。

2.轮式沟通

优点：信息传递速度快，准确性高，主管（C）控制力强，具有权威性。

特点：集中化程度高。

缺点：成员满意度和士气低。

3.Y式沟通

优点：中心成员（C）具有权威感和满足感。

缺点：成员士气较低，容易导致信息失真，准确性受到一定影响。

4.环式沟通

优点：成员满意度和士气高。

特点：集中化程度低。

缺点：信息传递速度较慢，准确性较低。

5.全通道式沟通

优点：成员满意度和士气高，合作气氛浓厚，有利于集思广益，提高沟通的准确性。

特点：集中化程度低。

缺点：缺乏结构性，易造成混乱，讨论费时，影响工作效率。

（二）非正式沟通

非正式沟通按形式分为群体链式、密语链式、随机链式、单线链式四种类型（图2-3）。

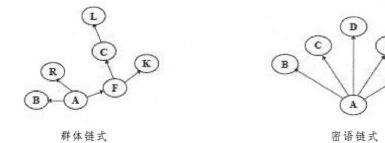

群体链式　　　　　　　　　　　　密语链式

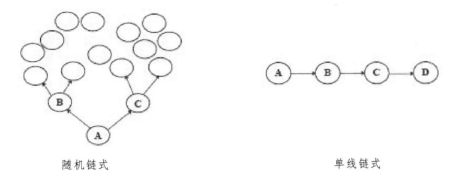

随机链式　　　　　　　　　　　　　　单线链式

图2-3　非正式沟通形式

第三节　人际关系

一、人际关系概述

（一）人际关系的含义

人与人之间的关系是一个较为复杂的社会现象，不同的学科对人际关系的理解是不相同的。社会学认为，人际关系是指在社会关系总体中人们的直接交往关系；社会心理学认为，人际关系是指人与人之间的心理上的关系，表示的是心理距离的远近；行为科学认为，人际关系是指人与人之间的行为关系，体现的是人们社会交往和联系的状况。

所谓人际关系主要是指个人与个人之间通过相互交往和作用而形成的一种心理关系或心理距离。它渗透在每种社会关系的内部，为生产关系和意识形态关系所制约并对其产生调节作用。在整个社会关系系统中，人际关系属于最低层次，属于微观关系，与个体及其社会行为有直接联系，以感情心理为基础。

（二）人际关系的特征

1.个体性

人际关系的本质表现在互动过程中。在人际关系中，"教师"与"学生"，"上司"与"下属"等角色退居到人际关系的次要地位，而对方是不是自己喜欢或愿意接近的人占主要地位。这就是人际关系的个体性特点的表现。

2.直接性

人际关系是在人们直接的甚至是面对面的交往过程中形成的，反映出他人满足其需要的心理状态，每个人都可以真切地感知到它的存在。一般来说，没有直接的交往和接触是不会产生人际关系的。但只要建立起某种人际关系，就能直接被人们体验到。

3.情感性

人际关系的基础是人们彼此之间的情感活动。情感因素是人际关系的主要成分。人与人之间的情感倾向可以归结为两大类：一类是使人们互相接近或吸引的情感，即联系的情感；另一类是使人们互相排斥和反对的情感，即疏离的情感。

（三）人际关系的结构

任何人际关系都离不开认知、情感和行为三个因素。人际关系的三种因素是相互联系的，不是割裂开来而孤立存在的。

1.认知是人际关系的前提条件

人际关系是在人与人的交往过程中，通过彼此相互感知、识别、理解而建立的关系。人际关系总是从对人的认知开始的，若彼此不认识、毫无所知，就不可能建立人际关系。人际关系的调节也是与认知过程分不开的。

2.情感是人际关系的核心因素

人际关系在心理上总是以情感状态为特征，如彼此满意或不满意、喜爱或厌恶等。情感因素是指与人的需要相联系的心理体验，对满足需要的事物产生积极的情绪体验，对阻碍满足需要的事物则产生消极的情绪体验。人际关系情感因素的水平和强度决定人际关系的亲疏状态。

3.行为是人际关系的调节手段

在人际关系中，不论是认知因素还是情感因素，都要通过外显行为表现出来。行为是指表情、手势、举止等一切表现个性的外部动作，它是调节、修补、完善各种人际关系的手段。一般来说，由于不同人际关系的差异，彼此间对人的认识和理解、情绪及行为等都可能不同，而这种不同又会影响到彼此的人际关系。

认知水平的高低决定情感的状态，并确定行为的导向。但这三个要素在不同的人际关系形态中所占的比重不同。如在家庭关系中情感的因素特别突出，在工作关系中以认知因素为主，而在医疗服务中人际关系的行为因素起着最为重要的作用。

（四）人际关系与人际沟通的关系

人际关系与人际沟通既有密切的关系，又有一定的区别。

（1）人际关系是在人际沟通的过程中形成和发展起来的，离开了人际沟通行为，人际关系就不能建立和发展。事实上，任何性质、任何类型的人际关系的形成，都是人际沟通的结果；人际关系的发展与恶化，也同样是相互交往的结果。沟通是一切人际关系赖以建立和发展的前提，是形成和发展人际关系的根本途径。

（2）人际关系的状况决定人际沟通的状况。如果人们在思想感情上存在着广泛而持久的沟通联系，就标志着他们之间已经建立起了较为密切的人际关系；如果两个人在感情上对立，行为上疏远，平时缺乏沟通，则表明他们的人际关系紧张。人际关系一旦建立，又会影响和制约人际沟通的频率和沟通态度。

（3）人际沟通与人际关系的研究有不同的侧重点，人际沟通研究的重点是人与人之间联系的形式和程序，人际关系研究的重点则在于人与人沟通基础上形成的心理关系。

二、人际关系的内容及产生的社会心理学基础

（一）人际关系的内容

在人际关系这个复杂系统中，不能把人际关系简单理解为一种静态的关系，而应该理解为动态的人际沟通过程。因此，人际关系本身包含着三个层次的内容。

1.互动性

人际关系不是一种虚无的关系。它存在于人与人之间的现实沟通中，它是人际沟通的实质，表现为人与人之间思想和行为的互动过程。

2.情意性

人是有情感和意志的，因此人际关系是现实生活中有情感、有意志的人之间所形成的一种沟通关系，即人际关系中包含着情感和意志等因素。

3.社会性

人本身不能离开社会而生存。人际关系也具有社会性，它是社会交往的联结点。总之，人际关系就是人们在社会生活中的交往关系。

（二）人际关系产生的社会心理学基础

人是社会性的动物，具有合群与群居的倾向。人们大部分时间都是与他人一起度过的。有专家对人们的时间利用进行了研究。结果表明，人们在将近3/4的非睡眠时间中都与他人在一起，只有在做家务、洗澡、听音乐或在家学习时才独自一人。同样的，当人们在学校或是工作的时候，更倾向于和其他人在一起，并且和其他人在一起时，个体表现得更快乐、警觉和兴奋。人们为什么如此需要与他人相伴呢？约翰·阿特金森（Joho Atkinson）认为，影响人们的社会交往的动机有两种：一种是亲和需求，是一个人寻求和保持许多积极人际关系的愿望，即人们有需要和他人相伴

的倾向；另一种是亲密需求，是人们追求温暖、建立亲密关系的愿望。

1.亲和需要

关于人的亲和需要，美国心理学家斯坦利·沙赫特（Stanley Schachter）进行了一个探索性的实验，目的是测量人在与世隔绝的环境下能忍受的时间。他特别设计了一个没有窗户但有空调的房间，里面只有一张桌子、一把椅子、一张床、一个马桶、一盏灯，一日三餐通过房门底的小洞口送入。在这样的房间待上一天就能得到一笔可观的报酬。五名大学生充当了被试，结果其中一人只待了二十分钟就放弃了实验，有两个人待了两天，最长的一个被试也只待了八天。这个探索性的实验表明人类对孤独的忍耐力是有差异的。

2.人际关系的报酬

随着自身的成长，我们的社会需要变得越来越复杂和多样。我们会与那些在一起有乐趣、能够获得帮助、强有力的或接受我们的人形成关系。这些关系能够给我们带来好处。魏斯（R. Weiss）确定了人际关系能提供给个体的六种重要报酬：

（1）依恋（attachment）：指亲密的人际关系提供给个体的安全感和舒适感，这种依恋小时候指向父母，成人后则针对自己的配偶或亲密朋友。

（2）社会融和（social integration）：通过与他人交往，与他人拥有相同的观点和态度，产生群体归属感。

（3）价值确定（reassurance of worth）：得到别人支持时产生的自己有能力有价值的感觉。

（4）可靠的同盟感（a sense of reliable alliance）：当我们与他人建立良好的关系时，我们会产生在需要时会有人帮助我们的认知。

（5）获得指导（the obtaining of guidance）：与他人交往可以使我们从他人那儿获得有益的指导，比如从医生、朋友及老师等处。

（6）照顾他人的机会（the opportunity of nurturance）：当我们在对他人健康负有责任时出现，照顾某人给我们一种被需要的感觉。同样，帮助他人也给我们这种感觉。

3.摆脱寂寞

寂寞（loneliness）是指当人们的社会关系欠缺某种重要特征时所体验到的主观不适。这种缺陷可能是数量上的，我们可能没有朋友或者朋友比我们期望的要少；也可能是质量上的，我们可能感到关系肤浅或达不到期望的程度。人们通过与他人交往可以摆脱寂寞。

寂寞与孤独（aloneness）不同，孤独是一种与他人隔离的客观状态，孤独可以是愉快的或不愉快的。

可以说，从出生到死亡，很少有人逃过寂寞的困扰，这正是人类社会属性的体现。摆脱寂寞的唯一方法就是建立人际关系以满足人类与社会联结的基本心理需要。

三、人际关系的理论

1.人际关系三维理论

1958年舒茨（W. C. Schutz）提出了人际关系的三维理论。他认为每个人都有与别人建立人际关系的愿望和需要，他把这些需要大致分为三类：包容需要、控制需要和情感需要。每一类需要都可以转化为动机，产生一定的行为倾向，建立一定的人际关系。

（1）包容需要（inclusive need）。

包容需要是指个体想与他人建立并维持一种满意的相互关系的需要。这种需要得到满足之后，个体就会产生沟通、相容等肯定性的行为特征；反之，个体就会产生孤立、退缩、排斥、忽视等否定性的行为特征。

在个体成长过程中，如果在家庭里儿童与父母联系和交往的需要得到了较好的满足，那么他们将形成肯定性的行为特征；如果孩子缺少必要的沟通与交往，包容需要长期得不到满足，他就会在以后的人际关系中产生低社会或超社会的行为。

低社会行为的特点是内向、退缩、避免与他人建立关系、拒绝加入团体等。这种人会尽量与他人隔离，不主动参加社会活动。超社会的人则与此相反，有意识地主动与别人交往，但可能因其行为表现得太过分而引起别人的反感。

舒茨认为适当的行为应该是社会性行为，即在人际交往中表现出良好的适应性和灵活性。这种人在人际交往中没有什么障碍，他能够随着情境的变化而决定自己是参与团体还是不参与团体，参与多或参与少等。无论是独处还是与别人在一起，他都会有高幸福感。

（2）控制需要（dominant need）。

控制需要是指个体控制他人或被他人控制的需要，亦即个体在权力问题上与他人建立并维持满意关系的需要。舒茨把个体的行为分为拒绝型、独裁型和民主型三种。拒绝型的人倾向于谦逊、服从，在与他人交往时拒绝权力和责任；独裁型的人则好支配、控制他人；民主型的人能根据情况适当地确定自己的地位和权力范围，是最理想的行为类型。

在儿童成长过程中，如果父母对子女既有要求又给予他们某种自主权，则易使儿童形成民主型的行为方式；如果双亲过分控制孩子，对孩子的一切行为样样包办代替，独揽大权，孩子就有可能形成拒绝型或独裁型的行为特征。

（3）情感需要（need for affection）。

情感需要是指个体爱他人或为他人所爱的需要，即个体在与他人的关系中建立并维持亲密情绪联系的需要。这种需要得到满足之后，个体就会产生同情、热情、喜爱、亲密等行为特征；反之就是冷淡、疏远、厌恶、反感、憎恨等行为特征。

舒茨同时划分了三种情感行为类型，即低个人行为、超个人行为和理想的情感行为。低个人行为表现为避免主动、亲密的人际关系，因为担心自己不受欢迎，不被喜爱；超个人行为则表现为与别人建立亲密联系的迫切愿望，表现出过分的热情和主动；理想的情感行为是对自己的人际关系状态有正确的认识和评价，有良好的自信心和社会交往技能。

如果儿童在小时候得不到父母的情感支持，经常被训斥或无视，长大后就会出现低个人行为；如果儿童在父母的过分溺爱中长大，就会表现出超个人行为；如果儿童能获得适当的关心、爱护，就会形成理想的情感行为。

人们对这三种基本的人际需要，有主动表现和被动表现两种形式，因而形成了六种人际关系取向，如表2-1所示。

表2-1 不同需求的人际关系倾向

需要	行为	
	主动	被动
包容	主动与别人交往	期待别人接纳自己,退缩
控制	控制他人	期待别人引导自己
情感	对别人表示友善、同情、亲热	期待别人对自己表示亲热

2.社会交换理论

霍曼斯（G. C. Homans）提出的社会交换理论（social exchange theory）认为人与人之间的交往，本质上是一个社会交换过程。这种交换不仅涉及物质的交换，同时还包括非物质，如情感、信息、服务等方面的交换。人们如何看待与他人的关系主要取决于人们对关系中回报与投入的评价和体验。

社会交换理论认为人们所知觉到的一段关系积极或消极的程度取决于：①自己在关系中所得到的回报；②自己在关系中所花费的成本；③对自己应得到什么样的关系和能够与他人建立一个更好关系的可能程度。总之，人际交往的最终目的是以最小的代价换取最大的回报。

交换关系经常发生在陌生人或偶然认识的人之间或业务关系上，人们受公平原则支配，付出利益的同时期望能很快回收同等的利益。相反，在共有关系中，人们切实感受到自己对对方的需要负有责任，人们最关注的是回应他人的需要，以此表明自己对对方的重视，并不期望很快获得对方同等的回报。共有关系通常发生在家庭成员、朋友和恋人之间。

3.公平理论

一些研究者指出社会交换理论忽视了关系中的一个重要因素——公平。公平理论（equity theory）认为，人们并非简单地以最小代价换取最大利益，他们还要考虑关系中的公平性，即关系双方贡献的成本和得到的回报基本是相同的，公平的关系才是最稳定、最快乐的关系。根据公平理论，在过度受益和过度受损的关系中，交往双方都会对这种关系感到不安，且双方都有在关系中重建公平的动机。很容易理解过度受损的一方会不开心，但研究表明，过度受益的个体也会感到烦恼。研究者认为可能的原因是，公平是一个强有力的社会标准，因此利益不均衡会让人感到不舒服，甚至感到内疚。

4. 平衡理论

海德认为，人类普遍有平衡的需要。人们一旦在认识上有了不平衡和不和谐性，就会在心理上产生紧张和焦虑，促使他们的认知结构向平衡和和谐的方向转化。显然，人们喜欢完美的平衡关系，而不喜欢不平衡的关系。

平衡理论涉及一个认知对象与两个态度对象之间的三角形关系。例如，用符号 P 来表示认知的主体，用符号 O 与 X 表示两个态度对象。O 与 X 被称为处于一个单元中的两个对象。认知主体 P 对构成一体的两个态度对象 O 与 X 的评价是带有情绪的，如喜恶、赞成与反对。当认知主体对一个单元内两个态度对象看法一致时，其认知体系呈现平衡状态；当对两个态度对象有相反看法时，就产生不平衡状态。判断三角关系是平衡的，还是不平衡的，其根据为：平衡的结构必须是三角形三边符号相乘为正；不平衡的结构必须是三角形三边符号相乘为负。

5. 人际认知理论

人际认知包括对他人的仪态、心理状态、思想性格、人际关系等方面的认知。心理学家将人际认知方面具有一定规律性的互相作用称为人际认知效应（interpersonal cognition effect）。

（1）首因效应（primacy effect），亦称第一印象，是指人在与他人首次接触时，根据对方的仪表、打扮、言语等所作出的综合性判断。

（2）近因效应（recency effect），在人际交往中，人们往往会比较重视新的信息，而相对忽略陈旧的信息。

（3）社会固定印象（social fixed image），亦称刻板印象，是指某个社会文化环境对某一社会群体所形成的固定而概括的看法。

（4）晕轮效应（halo effect），亦称月晕效应或光环效应，是指在人际交往中对一个人的某种人格特征形成印象后，以此推测此人其他方面的特征，从而高估或者低估对方。

（5）先礼效应（courtesy effect），是指在人际交往过程中向对方提出批评意见或某种要求时，先用礼貌的语言行为起始，以便对方容易接受，从而达到自己的目的。

（6）免疫效应（immunology effect），是指当一个人已经相信并接受某种观点时，便会对相反的观点产生一定抵抗力，即具有一定的"免疫力"。

四、人际关系的建立和发展

（一）人际关系发展状态学说

莱文格（G. Levinger）和斯诺克（G. Snoek）提出相互依赖模型（model of interdependence）来说明随着互赖关系的增加，关系变化的特点。他们把共同心理领域和情感融合范围作为描述人际关系的指标，以图解方式对人际关系的各种状态及其相互作用水平的变化作了直观描述（图2-4）。图中圆圈表示人际关系中所涉及的个体。

良好人际关系的发展是一个从表面接触到亲密融合的过程。

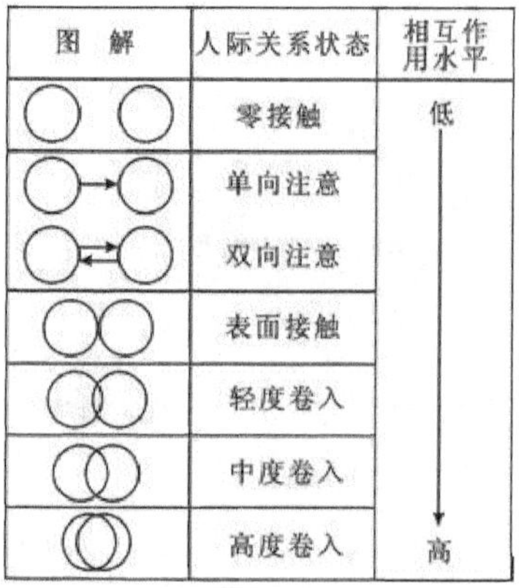

图　解	人际关系状态	相互作用水平
○　○	零接触	低
○→○	单向注意	
○⇄○	双向注意	
○○	表面接触	
◎○	轻度卷入	
◐	中度卷入	
●	高度卷入	高

图2-4　人际关系状态及其相互作用水平

1. 零接触（zero contact）状态

当两人彼此并没有意识到对方存在时，双方的关系状态为零接触。此时双方是完全无关的，无任何个人意义上的情感联系。

2. 知晓（awareness）状态

当其中一方开始注意到对方，或双方相互注意时，人们之间的相互交往才开始，彼此之间都获得了初步印象。此时双方无直接的言语交流，彼此之间还只能算是旁观者。

3. 表面接触（surface contact）

表面接触是人际关系开始的标志，从双方开始直接交谈的那一刻起，彼此就产生了直接接触。当然，这种接触是浅层的，彼此之间还没有形成共同的心理领域。随着双方交往的深入，逐渐发现双方共同的心理领域。共同心理领域的多少，是与情感融合的程度相适应的。共同的心理领域越多，双方之间认同、接受和信任的程度就越高，相互情感融合度也越高。

4. 人际关系

心理学家按照情感融合的程度，将人际关系分为轻度卷入、中度卷入和高度卷入三种。轻度卷入阶段的特点是：交往双方所发现的共同心理领域较小，双方的心理世界只有小部分重合，也仅仅在此范围内，双方的情感是融合的。中度卷入阶段的特点是：交往双方已发现较大的共同心理领域，双方的心理世界也有较大的重合，彼此的情感融合范围也相应较大。在高度卷入的情况下，双方共同心理领域大于相异心理领域，彼此的心理世界高度重合，情感融合的范围覆盖了大多数的生活内容。不过，在现实生活中，只有少数人能达到这种状态。

但是，从图2-4中可以看出，人际关系双方的心理世界并不存在完全重合的情况。这是因为人类的社会需要既包括交往的需要也包括独处的需要，这样才能获得他人的情感支持和自我的理性思考。所以在人际关系中人与人之间只存在不同程度的一致，而不存在完全的一致。

（二）人际关系发展过程学说

社会心理学家奥尔特曼（I. Altman）及泰勒（D. A. Taylor）对人际关系进行了系统的研究后认为，良好人际关系的建立及发展一般要经历由浅入深的四个逐渐深化的过程。这四个阶段的发展过程与人际关系的发展状态相适应。

1.定向选择阶段

此阶段是确定交往对象的心理阶段，主要包括对交往对象的注意、选择、认同及初步沟通等多种形式的心理及社会活动，是人际关系的起步及准备阶段。双方人际状态从零接触过渡到单向或双向注意的定向阶段。在此过程中，双方由彼此无关，到开始觉察到对方的存在，互相注意对方，并选择对方作为知觉及交往对象。这种定向选择能够反映个体的需要倾向、兴趣特征及个性心理特征。一般只有当对方的某些特征能引起个体的共鸣时，方会引起自己的注意，将对方纳入自己的知觉对象中。如果交往双方互相注意时，这种状态更为良好，说明双方进行了互相选择，处于一致性的互动状态，为人际关系的建立奠定了良好的心理基础。

在此阶段，交往的双方一般都试图为对方留下良好的第一印象，希望为彼此人际关系的发展奠定良好的定向性开端。此阶段时间跨度不一，有时非常短暂，且引起注意的原因可能是偶然，有时定向阶段可能一次性完成，有时需要经过漫长的过程。此阶段是人际关系发展的前提，如果双方都有交往的意图，而没有交往的行为，人际关系就会停止。如果在交往欲望的支配下开始交往，就会转入第二阶段——情感探索阶段。

2.情感探索阶段

此阶段是双方在进一步的接触中寻找共同的心理领域，形成初步情感联系的过程。在此阶段，注意力逐渐转向情感探索、情感沟通的轻度心理卷入阶段，双方开始建立初步的心理联系，从角色性的接触发展到探讨彼此共同的情感领域。经过一定的情感探索及沟通，双方的沟通越来越广泛，自我暴露的深度及广度增加，但未进入对方的私密性领域或隐秘敏感区，双方都遵守交往法则，注意自己表现的规范性。

此阶段交往的双方可以友好相处，但没有情感上强烈的吸引力。许多人际关系会停留在这一阶段。如果彼此被对方的某些品质吸引，交往的深度会有所发展，会进入人际关系的第三阶段——感情交流阶段。

3.感情交流阶段

此阶段是交往的双方在建立信任感的基础上具有较深情感卷入的交往过程。随着双方接触越来越频繁，关系越来越亲密，彼此间的了解不断加深，心理卷入程度不断加深，逐渐产生了情感上的依赖及融洽，标志着人际关系的性质已经发生了实质性的变化，双方人际安全感及信任感已经确立。此阶段双方不仅参与共同的活动，双方的表现也超出了正式交往的范围，正式交往模式的压力趋于消失。双方心灵上有较多的相交，彼此间的沟通涉及更深更广的领域。当双方暴露自己的隐秘性领域时，能主动地从对方利益出发，提供真实的反馈性建议及信息。

双方在一起时会感到充实、愉快，分离时会牵肠挂肚，但尚未达到两心如一、难分难舍的程度，情感的依赖性大，而共同的认识不足。此阶段如果双方的关系破裂，会给人带来相当大的心理压力。如果双方情感投入不断增加，就会发展到第四阶段——稳定交往阶段。

4.稳定交往阶段

此阶段是情感交流进一步稳定深化的阶段，是人际关系的最高层次，双方不但亲密接触，而且具有深度的情感卷入，彼此沟通的内容更为深刻广泛。自我呈现不断扩展，心理相容性进一步增加，彼此之间建立了稳固的信任关系，允许对方进入自己高度隐秘的私人领域，分享自己的生活空间，并愿意分担对方的痛苦及不幸。

此阶段双方不仅有共同的活动，强烈的情感依恋，而且在观点、态度、志向目标上趋于一致，并有情感上的高度共鸣，各种信息的输入及输出不再"失真"。彼此在对方的心目中占有最高地位，无话不谈，互为知音。即使出现小的分歧，也会被融合温暖的爱意及信任感冲淡。双方一旦分离或发生冲突，会出现焦虑、牵挂及烦躁的情绪。在现实生活中，能达到这一层次的人际关系一般仅限于至交、爱侣等少数亲密的人际结构。

人际关系的发展虽然是一个渐进的情感发展过程，但任何阶段都可能会出现停滞。在现实生活中，很少有人能达到稳定的交往阶段。许多人际关系都停留在第三阶段，不能发展到第四阶段。

（三）人际关系的恶化过程

虽然每个人都渴望拥有良好的人际关系，但事实上，在人际关系发展过程中，一些人际关系不仅会向正性的方向发展，也会向负性的角度转移，即出现人际关系的恶化或破裂。了解人际关系恶化的情感过程，有助于预防人际关系中的问题发生，使人际关系向良性的方向发展。

朱迪·皮尔逊（Judy Dearson）提出了人际关系的恶化过程。他提出人际关系的恶化是人际冲突、人际内耗及人际侵犯的结果。根据冲突及内耗的性质及程度，可以将人际关系的恶化过程分为分歧、冷漠、疏远及终止四个阶段。

1.分歧阶段

此阶段以双方的共同情感逐步消失、差异逐渐显现为特征。人际关系的本质是情感的卷入及联结，其基础是双方必须拥有共同的情感。如果情感消失，彼此的关系就会破裂，而分歧正是情感消失的开始。在人际关系发展的任何时期，都可能存在个体间的差异，当人际关系处于上升阶段时，分歧或差异会被忽视或忽略。而到一定程度时，个体的属性就会表现出来，双方的差异也会逐渐显现而出现分歧。分歧意味着双方集中关注差异点，人际关系开始疏松，心理距离不断增加，彼此接纳性降低。

在此阶段，关系的一方或双方试图确立个人的属性，开始用大部分时间谈论自我，并思考双方的分歧及差异。一般人际关系的差异来自个体间的态度、意见、兴趣、行为、个性，以及朋友、亲戚、同事等诸多与自我属性相关的部分。处于此阶段的个体常将这些差异与自己的价值观联系，使关系的裂缝进一步扩大，出现冲突及争吵，信息交流的质与量会受到相应的影响。双方之间的交流及往来互动减少，交往的深度变浅，双方在知觉及理解上感到难以准确地判断对方。

如果此时双方还想维持人际关系，就会在交流或交往过程中小心谨慎，力图回避危险话题，从而使双方的交流更加受阻，问题逐渐积累，几乎任何话题都会成为这种关系的危险导火索。如果持续发展，回避会成为漠不关心，关系将进入下一阶段。

2.冷漠阶段

此阶段以一方或双方的冷漠为特征。交往的一方将彼此的关系视为一种负担，在心理上出现压力感，并伴随交往活动出现一系列的痛苦情绪体验。人际双方开始放弃增进沟通的努力，关系逐步冷漠，表现为对交往对象漠不关心，消极对待，严重者甚至表现为对交往对象的泛化性否定评价。不断制造事端，故意扩大与对方的心理距离，不愿意与对方沟通，更没有任何的情感联系。在公共场合尽量避免与对方的接触，迫不得已的交往也纯粹是一种表面的客套及应酬，行为表现心不在焉，一副旁观者的样子。

3.疏远阶段

此阶段以关系双方的回避及疏远为特征。关系的一方在痛苦情绪体验的基础上，产生对人际关系的反感甚至厌恶倾向。从冷漠开始的人际关系转为疏远的具体行为，并渗透到彼此关系的各个方面。在此阶段，双方的关系又回到了人际关系的初始阶段，形成了远距离甚至是零距离的接触状态。但与零距离的起始状态所不同的是，此时双方并非互不相识，而是一方故意不理睬另一方。在双方共同出现的交际场合，尽量避免彼此接触，在迫不得已需要寒暄的时候，以不友好的言语方式进行，并伴有一系列非语言表现，如面部表情不自然或呆板冷漠，有意扩大双方的人际距离等。此时双方的所有表现都已表明人际关系难以维持。

4.终止阶段

此阶段以人际关系的结束为特征。双方的不断冷漠及疏远，必然导致人际关系进一步恶化，双方完全失去联系。在此阶段，交往者将相互之间的关系视为一种强加的额外负担，对关系的任何想象都会产生焦虑、烦躁不安、痛苦等负面情绪，且将这种对关系的厌恶情绪完全付诸行为，千方百计地终止人际关系。关系的终结信号首先是向对方传递保持距离的信息，或者在身体及心理上建立起不沟通的屏障，在沟通上传达互不相关的信息，各自只关心自己的利益，将差别作为终结的唯一理由。

人际关系的终止恶化过程也不是完全按照简单的逻辑推理过程而进行的，它也受个人、社会、心理环境及时间因素的影响。许多人际关系在恶化过程中，由于经济、法律、互利等因素的影响，可能会一直维持在冷漠阶段。

五、人际关系的原则

（一）相互原则

人际交往的相互现象：人际关系的基础，是人与人之间的相互重视、相互支持。

原因：任何人都有保护自己心理平衡的稳定倾向，要求自身同他人的关系保持某种适当性、合理性，并根据这种适当性、合理性使自己的行为及与别人的关系得到解释。我们对于行为合理性和适当性的解释，也会投射到与我们发生相互联系的人身上。

总而言之，人们对于有相应应答和没有相应应答的人的感受和印象是不一样的。

（二）交换原则

人际交往的本质是社会交换，只有一种关系对人们来说是值得的，人们的交往行为才会出现，人际关系才有可能建立和维持。

增值交换：交往一方对于交往媒介的价值估计，高于交换行为的发出者；减值交换：交往一方对于交往媒介的价值估计，低于交换行为的发出者。

（三）自我价值保护原则

1.自我价值保护倾向

为了保持自我价值的确立，心理活动的各个方面都有一种防止自我价值遭到否定的自我支持倾向。

2.自我阻抑策略

个人为未来可能的失败制造保护性借口所采取的措施。

3.人际吸引水平的增减规律

在人际交往中，我们对别人的喜欢不仅仅取决于别人喜欢我们的量，而且还取决于别人喜欢我们的水平的变化与性质。

（四）平等原则

交往双方的社会角色和地位、影响力、对信息的掌握等方面往往是不对等的，这会影响双方形成实质性的情感联系。每个人都希望在交往过程中得到别人的尊重，但只有尊重他人，才能赢得他人的尊重；只有平等待人，才能换取别人的平等相待。

六、链接——自我暴露与自我分层

奥尔特曼和泰勒认为自我暴露（self-disclosure）的程度和人际关系的发展息息相关。他们用社会渗透理论（social penetration theory）来说明自我暴露对关系发展的影响。他们认为，亲密关系的形成是一个"渗透"过一个人的表面，对这个人的内在自我加深了解的过程。社会渗透在深度和广度两个维度上发生（图2-5）。

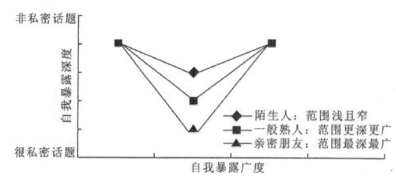

图2-5　自我暴露广度和深度

资料来源：J. L. Freedman et al., *Social Psychology*, New York: Prentice-Hall, 1985, p.246.

随着关系的发展，人们会暴露更多的个人信息；自我暴露的内容也会变得更多，人们会谈论更广泛的话题，一起进行各种活动。关系发展的这些阶段在图2-5中表示为一个人进入另一个人心理和生活经历的"楔子"。对于陌生的人，楔子是狭窄肤浅的；对于亲密朋友，在暴露的话题上，楔子是既深（更亲密）又广的。

鲁宾（Z. Rubin）等在自我层次理论中把自我分为四个层次。第一层次是自我最表层水平，涉及兴趣、爱好等方面，如饮食、偏好、日常兴趣、消遣活动的选择。第二层次是对事物的看法和态度，如对某一政治事件的评价、对某个老师的看法等。第三层次是自我的人际关系与自我概念状况。如自己与父母的关系，夫妻关系，自己的自卑情绪等。第四层次是自我的最深层次，属于个人隐私，如自己的某些不能为社会一般观念所接受的经验、动机、行为等。

通过自我暴露可以了解别人在怎样的层次上对我们暴露自己，了解别人对于自己的信任和接纳的程度，了解自己同别人关系的状况。当然，根据自己对别人暴露哪一层次的自我信息，也能了解自己对别人的信任和接纳程度，间接了解自身与他人关系所处的阶段。

第四节　沟通技巧

一、称赞技巧

1.恰如其分的称赞

称赞别人时，心要诚，话要真，以讨好的心态称赞他人非但不能增进友谊，反而会让他人反感。

2.内容具体的称赞

称赞最好加上对具体事实的评价。

3.场合适宜的称赞

在众人面前称赞，对被称赞者而言，受到的鼓励是很大的。但采用这种方式时要注意，被称赞的人和事最好是公众一致认可的，否则易引起公愤，适得其反。

4.背后给予的称赞

背后的称赞有时比当面的称赞所起的作用更大。一般来说，当事人不在场时的称赞是能够传达给本人的，这除了能起到称赞的激励作用外，更能让被称赞者感到你对他的称赞是诚挚的、没有个人目的的，因而更能加强称赞的效果。

5.事过之后的称赞

与当时的称赞相比，回顾性的事后称赞对人的心理触动更大，更能满足人的成就感。

6.间接称赞

借第三者的话来称赞对方，有时效果更好。

7.逆境时给予的称赞

在逆境中获得的赞许和支持便是"雪中送炭"，将会点燃被称赞者希望的火花。

二、说服技巧

1.建立信任

信任是开展说服工作的前提，以相互信任为基础，有利于创造良好的说服氛围，调节双方的情绪，增强说服的效果。

2.了解对方

通过沟通，了解对方的需要、对问题的看法等。

3.共同商讨

一个问题通常有不同的解决方法，在平等尊重的基础上与对方一起进行商讨，提出切实可行的最佳方案。

4.动之以情

要说服对方，应以情动人，了解对方的感受及需要，用亲切友好的态度和一定的言语技巧，引起对方情感上的共鸣，增强说服的效果。

5.晓之以理

用严密的科学逻辑推理和丰富的事例，将说服者想要表达的观点，深入浅出地、系统地向被说服者阐明，并启发其思考，使其产生认同感，最终达到说服的效果。

6.引之以利

站在维护对方利益的立场上沟通，但注意要实事求是，不可描述得有百利而无一害，否则适得其反。

三、道歉技巧

有效的道歉，应注意以下几点。

1.抓住有利的道歉时机

该道歉的时候，就立刻道歉，越耽搁越难以启齿，有时甚至追悔莫及。

2.选择恰当的道歉角度

道歉时选择合适的角度沟通，缓和双方对立的气氛。

3.把握适宜的道歉分寸

真诚道歉方能真正发挥效用，分寸的把握非常重要，道歉的内容也要慎重考虑。

4.使用适当的共情技巧

5.做出必要的改进承诺

6.采取一定的弥补措施

四、拒绝技巧

1.直接分析法

直接向对方陈述拒绝的客观情况，如自己的情况不允许、社会条件限制等，以获得对方的认同和接受。

2.转移拒绝法

不好正面拒绝时，只能采取迂回战术。先向对方表示同情或给予赞美，然后再提出理由加以拒绝，因为先前你的同情拉近了两人的心理距离，所以对于你的拒绝他也"可以理解"。

3.沉默拒绝法

可运用非言语沟通拒绝他人，如摇头、微笑中断等。

4.幽默拒绝法

运用幽默诙谐的语言，从侧面拒绝别人的要求，可将对方因为被拒绝带来的不悦心情减少到最低限度。

5.拖延拒绝法

拒绝他人时可表示要考虑考虑，后期如果真的没法帮忙再拒绝，并表示歉意。

6.补偿拒绝法

有替代补偿的拒绝，很容易获得对方的谅解。

五、链接——触龙说赵太后

1.背景

公元前265年，赵惠文王死，其子赵孝成王继位，年幼，由赵太后摄政。赵太后就是赵威后，赵惠文王的妻子，赵孝成王的母亲。当时，秦国趁赵国政权交替之机，大举攻赵，并已占领赵国三座城市。

2.案例

赵太后刚刚执政，秦国就加紧进攻赵国。赵太后向齐国求救。齐国说："一定要用长安君来做人质，援兵才能派出。"赵太后不答应，大臣们极力劝谏。太后明白地告诉近臣："有再说让长安君去做人质的人，我一定朝他脸上吐唾沫!"

左师触龙希望去见太后。太后气势汹汹地等着他。触龙慢步走向太后，到了太后面前向太后道歉说："我的脚有毛病，连快跑都不能，很久没来看您了。私下里我自己宽恕自己。又总担心太后的贵体有什么不舒适，所以想来看望您。"太后说："我全靠坐车走动。"触龙问："您每天的饮食该不会减少吧?"太后说："吃点稀粥罢了。"触龙说："我现在特别不想吃东西，自己却勉强走走，每天走上三四里，就慢慢地稍微增加点食欲，身上也比较舒适了。"太后说："我做不到。"太后的怒色稍微消解了些。

左师说："我的儿子舒祺，年龄最小，不成才;而我又老了，私下疼爱他，希望能让他替补上黑衣卫士的空额，来保卫王宫。我冒着死罪禀告太后。"太后说："可以。年龄多大了?"触龙说："十五岁了。虽然还小，希望趁我还没入土就托付给您。"太后说："你们男人也疼爱小儿子吗?"触龙说："比妇女还厉害。"太后笑着说："妇女更厉害。"触龙回答说："我私下认为，您疼爱燕后就超过了疼爱长安君。"太后说："您错了!不像疼爱长安君那样厉害。"左师说："父母疼爱子女，就得为他们考虑长远些。您送燕后出嫁的时候，拉着她的脚后跟为她哭泣，这是惦念并伤心她嫁到远方，也够可怜的了。她出嫁以后，您也并不是不想念她，可您祭祀时，一定为她祝告说：'千万不要被赶回来啊。'难道这不是为她作长远打算，希望她生育子孙，子孙一代一代地做国君吗？"太后说："是这样。"

左师说："从这一辈往上推到三代以前，甚至到赵国建立的时候，赵国君主的子孙被封侯的，他们的子孙还有能继承爵位的吗？"赵太后说："没有。"触龙说："不光是赵国，其他诸侯国君中被封侯的子孙的后继人有还在的吗？"赵太后说："我没听说过。"左师说："他们当中祸患来得早的就会降临到自己头上，祸患来得晚的就降临到子孙头上。难道国君的子孙就一定不好吗？这是因为他们地位高而没有功勋，俸禄丰厚而没有劳绩，占有的珍宝太多了啊！现在您把长安君的地位提得很高，又封给他肥沃的土地，给他很多珍宝，而不趁现在这个时机让他为国立功，一旦您百年之后，长安君凭什么在赵国站住脚呢？我觉得您为长安君打算得太短了，因此我认为您疼爱他比不上疼爱燕后。"太后说："好吧，任凭您指派他吧。"

于是就替长安君准备了一百辆车子，送他到齐国去做人质，齐国的救兵才出动。子义听到了这件事，说："国君的儿子啊，国君的亲骨肉啊，尚且不能依赖没有功勋的高位，没有劳绩的俸禄，并守住金玉之类的重器，何况做臣子的呢！"

——选自《战国策·赵策四》

3.沟通分析

《触龙说赵太后》一文记录了一个沟通过程：赵君新亡，秦兵犯赵，赵求齐助，齐要长安君做人质，爱子心切的赵太后不肯让儿子去冒这个风险，严词拒绝了大臣们的强谏，并声称"有复言令长安君为质者，老妇必唾其面"。

在这样剑拔弩张的情况下，触龙的谏说显然困难许多。他深知要说服赵太后，就必须让她明白"父母之爱子，则为之计深远"的道理。然而，若从正面去讲道理，不但无济于事，反而会自取其辱。因此，必须顺着太后溺爱长安君的心理，因势利导，巧妙说服。

在争取到面见太后的机会后，触龙先用缓冲法关切地询问太后的起居饮食，并絮絮叨叨地与她谈论养生之道，使本来"盛气而揖之"、戒备心极强的"太后之色少解"。这样，就从感情上消除了太后的逆反心理和敌对情绪，为进谏的成功拆除了第一道屏障。接着，触龙用引诱法恳切地为自己的幼子舒祺请托，以期让太后产生共鸣，从而引出她的心事。果然很快就勾起了太后的爱子之情。在她看来，触龙简直可以算得上是同病相怜的"知己"了。她不仅"笑曰"了，而且饶有趣味地与触龙争论谁更疼爱幼子的问题，开始毫不掩饰地向触龙坦露心迹。这就为下一步谈论如何爱子的话题奠定了基础。

触龙抓住契机，用激将法说太后疼爱燕后胜过长安君。这一招果然奏效，立即引发了太后的反驳："君过矣，不若长安君之甚。"触龙千回百折，终于得到了他最想要太后说的一句话。此时，他才可以正儿八经地谈论他的爱子观。于是他从容回顾往事，极力夸赞太后爱燕后而为之"计久长"的明智之举，以反衬出她爱长安君的"计短"。因为触龙不是像其他大臣那样指责太后不该溺爱幼子，而是批评她还爱得不够，应像疼爱燕后那样疼爱长安君，才算爱得深远，所以太后听着十分顺耳。一声爽朗的"然"，就说明她已经完全接受了"父母之爱子，则为之计深远"的道理。至此，触龙的谏说已初见成效。他又不失时机地进一步剖析历代诸侯子孙未能继世为侯原因就在于"位尊""俸厚""挟重器多"，却"无功""无劳"。并以此作类比，一针见血地指出："今媪尊长安君之位，而封之以膏腴之地，多予之重器，而不及今令有功于国，一旦山陵崩，长安君何以自托于赵？"真是既痛快淋漓而又字字千钧，使太后深受触动。

这是一篇说服沟通经典范例，触龙能感同身受地理解太后的需求，始终沿着太后爱子的主线，从古到今，从为长安君的根本利益着想出发，层层深入地启发引导，动之以情，晓之以理，终于使太后深受感动，心悦诚服，慷慨应"诺"。

此沟通过程中最高明之处在于触龙的谏说自始至终未有一语提及"令长安君为质",而太后最后提出让长安君"恣君之所使之",同样没有直接说穿派长安君入质于齐的话,与触龙的精彩说辞彼此配合,相映成趣。双方对此事心照不宣,达成默契,丝毫不显尴尬。文末用"于是为长安君约车百乘,质于齐,齐兵乃出"凸显触龙沟通的成效。整个说服沟通结构严谨,先以退为进,先动情后说理,善意提醒,投其所好,最后双方达成一致。这样的沟通思路值得我们学习借鉴。

第五节　医患关系

一、医患关系的概念与特征

1.医患关系的概念

狭义:医患关系是指在诊疗过程中,个体的医生与患者围绕疾病的发生与发展、疾病的诊断与治疗,以及健康的转归与康复建立起来的个体人际关系。

广义:医患关系是指以医务人员为中心的包括医疗服务有关的一方,与以患者为中心的包括所有和患者健康利益有直接关系的一方所构成的群体与群体之间的多方面关系。

2.医患关系的特征

(1)特殊的亲密性。

(2)信息的不对称性。

(3)选择的不对等性。

(4)双方根本利益的一致性。

二、医患关系的内容

1.技术方面的关系

技术方面的关系是指医患双方围绕着诊断、治疗、护理，以及预防、保健、康复等具体医学行为中技术因素所构成的互动关系。

2.非技术方面的关系

（1）道德关系。

（2）经济关系。

（3）价值关系。

（4）文化关系。

（5）法律关系。

三、医患关系的性质

信托关系，契约关系。

四、医患关系模式

1.主动—被动（activity-passivity）模式

在主动—被动模式中，医生处于主动地位，患者完全是被动的，它是一种在患者意识丧失或因重急症不能表达意志等紧急场合，由医生考虑患者的最佳利益进行处置的模式。一般来说，主动—被动模式最适用于急救医疗。医患在此模式中类似于父母与幼儿的关系，也被称为父母—幼儿模式。

2.指导—协作（guidance-cooperation）模式

这是目前最常见的医患关系模式，在指导—协作模式中，患者虽然患病，但是对正在发生的事情非常清楚，也具有服从医生指示的能力及一定程度的判断能力，能积极地配合医生的诊疗。指导—协作模式类似于父母与青少年子女的关系，也被称为父母—青少年子女模式。

3.共同参与（mutual participation）模式

该模式以对等关系为基础，医师倾听并尊重患者的想法，患者积极配合医生参与治疗，医患双方共同制定医疗方案并积极实施。这种关系模式主要适用于糖尿病、高血压等慢性疾病患者及有一定医学知识的患者。慢性疾病患者在长期的服药治疗过程中急需健康管理和生活指导知识，通过医生的解答、帮助、支援，医患双方共同参与，相互协同配合，共同与疾病作斗争。共同参与模式类似于成人与成人之间的相互关系，有助于医患双方的理解和沟通，可以发挥各自的积极性，提高治疗效果，和谐医患关系。共同参与模式可以看作成年人—成年人模式。

五、医患关系的影响因素

（1）技术因素。

（2）经济因素。

（3）法律因素。

（4）心理因素。

（5）道德因素。

（6）管理因素。

六、我国的医患关系

（一）我国医患关系的现状

（1）医患之间信任感不足。

（2）医患之间缺乏沟通。

（3）医患关系"机械化"。

（4）医患关系"商品化"。

（二）我国医患关系紧张的成因分析

1.体制机制因素

政府制度不够健全，卫生费用不平衡；近年来法律法规也不够完善；医疗资源的分布不够合理。

2.院方因素

市场经济条件下，部分医院对经济效益的追逐也是导致医患关系紧张的重要因素。虽然现在医学技术高速发展，但新的疾病也在出现，医疗领域充满大量的变数，加之技术人员的水平有差异，对诊疗结果期待过高的患者和家属不能正确对待各种失败情况。

3.医务人员因素

医生都有自我保护的意识，对确保医疗安全及最小化医疗风险的关注，是医生在整个诊疗过程中的重要考虑内容。

4.患方因素

患者对于诊疗效果期望值过高；患者对自身权利把握时只强调维权，不注重自律，也导致医患关系紧张；患者的经济状况存在差异，患者的经济状况也影响着治疗服务需求。

5.社会舆论因素

（三）缓解我国医患关系紧张的对策

（1）建立健全医疗卫生管理体制、医疗保险体制和社会调节机制。

（2）努力消除医学高新技术带来的负面影响。

（3）完善卫生法规，建立医疗风险保险制度。

（4）倡导人性化服务。

（5）建立诚信医院。

（6）建立医患沟通制度。

（7）改善医生待遇，提高医生素质。

（8）向患方普及基本医疗和法律知识，提高患方自身素养。

七、链接——吴孟超院士事迹

吴孟超院士的一生堪称传奇，在中国医学史上留下了难以被超越的贡献。他带领团队完成了我国第一例肝脏外科手术，为新中国开创肝胆外科奠定了基础，使我国肝癌手术成功率从不到50%提高到90%以上，他也被誉为"中国肝胆外科之父"。

吴孟超于1922年出生于福建省闽清县，家境贫寒，5岁时和弟弟一起跟着妈妈到马来西亚找父亲，七八岁开始跟着父母到橡胶园割胶、卖米粉、做苦力。15岁时进入一所华侨学校半工半读。1940年，吴孟超和同学一起抱着到延安参加抗日的理想回到祖国，但因为困难重重，最终留在昆明。1943年，吴孟超考入同济大学医学院，从此走上医学道路。

吴孟超院士从医70多年，96岁时他还上手术台，"一周两三台手术，照常查房开会"。在长达75年的从医生涯里，他拯救了超过16000名患者的生命。

96岁时，吴老完成手术后还要和护士逐一核对纱布、剪刀、钳子的数量，再走到监护仪前看一下各个指标数据，之后才放心离开手术室。

有人建议吴孟超的挂号费应当高一些，吴孟超不同意，而是始终与其他专家号价格一样。吴孟超筹建肝胆医院，得到了多方支持，但经费仍有缺口。有人建议，"你们医院的肝癌治疗费与其他医院相比低不少，可以放开一点"。吴孟超说："医疗费涨个一两万，对有钱人不算啥，可对不少老百姓来说，就会有人进不了医院的门，上不了手术台，甚至失去生的希望。"

吴孟超还尽量给病人开便宜的药，不做不必要的重复检查。他还要求本院医生都要想方设法为患者减轻负担。如今做手术，可以用器械缝合，方法简便，但要增加费用。吴孟超说："'咔嚓'一声，一千多元就花掉了，这可是一个农村孩子读书一年的费用！"这个90岁的科学家坚持手工缝合。

2005年，吴孟超被推荐参评国家最高科技奖，上级派人对他进行考核，确定第二天上午和他谈话。机关考核是件大事，医院取消了他原定的手术。吴老得知后，坚持手术不能推迟。第二天下午谈话时考核组的同志禁不住问了一句："吴老，上午在给谁做手术啊？"吴孟超说："一个河南的农民，病得很重，家里又穷，乡亲们凑了钱才来上海的，多住一天院，对他们来说都是负担。实在抱歉，让你们等我了。"考核组的同志听了肃然起敬。

在中国历史上，最令人骄傲的外科医生莫过于华佗。他用"麻沸散"给病人施行剖腹手术，是世界医学史上应用全身麻醉进行手术治疗的最早记载。华佗被尊为"外科鼻祖"。华佗的家族是个望族，到华佗出生时已衰微。其名"佗"，有负载之意，寄寓着家族对他振兴门庭的期望。长大后的华佗却肩负起另一种重担。他处在东汉末期，战乱频仍，疫病流行。当时的著名诗人王粲曾有《七哀》诗曰："出门无所见，白骨蔽平原。"华佗不只是外科医生，他还精通内、妇、儿、针灸各科，且精于药学，"麻沸散"便是在此基础上创造的。他是个想尽各种方法去解决生民疾苦的医生。所以一生不愿做官，只愿奔走民间，行医客旅，拯救了无数生命。

中国最著名的药王是孙思邈，他的故乡陕西省耀县孙家源有中国最壮观的药王庙，其中还有后人纪念孙思邈父母的殿堂。他的父母怎么也不会想到，他们自小多病的儿子日后会成为名垂千古的医生。在妇女的命运令人辛酸的时代，孙思邈的医学巨著《千金要方》把《妇人方》列在卷首，接着是《少小婴孺方》，由此也为中医妇科和儿科发展为专科奠定了基础。何谓千金，孙思邈在《序》中写道："人命至重，有贵千金。"

有心观察可一再看见，历史上那些医学圣手，都因有一颗深切关怀平凡生命的伟大心灵，才会聚精会神、全力以赴地去钻研医术治病救人，才能积累起高超医术。

吴孟超继承了这种伟大的品德，已经90岁高龄的他孜孜不倦地为建设中的安亭新院奔忙，其实是在为未来的肝癌防治事业深谋远虑、鞠躬尽瘁。

每周二上午，是吴孟超坐诊的时间。

平时，一到早上8点，他总是精神抖擞，穿着整洁的白大褂，和蔼可亲地出现在病人面前。

可有一次，他迟到了。8点刚过2分钟，吴孟超一进门，就冲着病人和家属鞠躬说："对不起大家了，临时有急事我晚到了，耽误了大家的时间，我向你们道歉。"

随后，他步入诊室。"不要着急，不要着急，慢慢来，先让病人进来。"一位病人刚躺到检查床上，自己就把衣服拉了上去。吴孟超忙说"不急"，顺手把病人的衣服拉了下来，再搓一搓手，等到自己双手变暖，才开始医生的"问、触、叩、听"四部曲。

吴孟超的"吴氏刀法"早已享誉中外，但他从来没有一点架子。每次看门诊都亲切地与病人拉家常，从交流中获取更多信息，帮助他们早日走出困境。

江西患者赵国庆找到吴孟超求治时，已浑身发黄，被肝硬化和肝癌折磨得面容枯槁。吴孟超亲切地拉着他，轻轻地拍着他的肩膀，翻看他的眼皮，还用自己的额头贴着赵国庆的额头量体温。这个被其他医院放弃治疗的中年汉子激动得潸然泪下。后来，吴孟超两次组织会诊，亲自主刀，历时6个小时，手术十分成功。

在吴孟超心中，没有什么能取代病人。冬天查房时，他都要嘱咐学生，把手在口袋里焐热后再做触诊。每次为病人做完检查后，他都要帮他们把衣服拉好、把腰带系好，并弯腰把鞋子放到他们最容易穿的地方。"对我们医生来说，这只是举手之劳，但病人感觉就完全不一样。"吴孟超说。

第六节　医患沟通实践概论

一、医患沟通的基本理念

（1）"以人为本"是现代社会发展的核心理念。

（2）理解与尊重是处理好医患关系的前提。

（3）主动与共同参与在诊疗活动中起主导作用。

（4）共情与换位思考是医患沟通的关键。

二、医患沟通的原则

1.平等原则

人与人之间的平等关系是人际交往关系中的一个重要原则。

医患双方是平等的。首先，体现在法律意义上的平等；其次，医患双方在道德层面上是平等的。

2.共同参与原则

（1）医患沟通的主体是医务人员和病患及其家属，双方缺一不可。

（2）在共同参与的过程中，知情权和选择权是患者的基本权利。

3.知情同意原则

知情同意原则是医疗工作顺利进行的基础，患者的同意是医疗工作顺利进行的关键，如何让患者及其家属理解并同意诊疗方案是沟通的难点和重点。

4.诚信与公正原则

诚信是医患沟通之本，诚信待人，信守承诺，是医患沟通的基础和前提。只有重诚信，才能建立良好的医患关系。

医务人员应该公正平等地对待患者，有了人格意义上的平等，医患沟通的基础才得以存在，才有可能进行有效的沟通。

5.保密原则

在整个诊疗过程中，有时会涉及病人的隐私，病人可能不希望他人知晓，此时医务人员有责任满足病人的要求，不能随便泄露其隐私，更不能取笑、歧视病人。

6.反馈原则

反馈是指说话者所发出的信息到达听者耳中，听者通过某种方式又把信息传回给说话者，使说话者的本意得以证实、澄清、扩展或改变。

三、医患沟通的基本内容

（1）向患者及家属介绍自己、科室、医院等基本情况，以建立伙伴关系，取得信任。

（2）收集资料、采集病史及其相关信息，以确定临床表现。

（3）介绍疾病诊断情况，主要诊疗计划措施，疾病治疗效果及预后，某些治疗可能引起的严重后果，药物的效果、用法用量、不良反应及注意事项等。

（4）介绍和解释所做检查的目的、准备、结果、意义及注意事项等。

（5）介绍手术和麻醉方式、并发症、意外及其他可能出现的情况。

（6）介绍医疗药品费用及报销情况等。

（7）倾听患方叙述，听取患者及家属对诊疗的意见、建议和其他相关要求。

（8）回答患者及家属想要了解的问题，增强患者和家属对疾病诊疗的信心。

（9）向患方解释当前医学技术的局限性、风险性，并使其做到心中有数，从而争取他们的理解、支持和配合，保证临床诊疗工作顺利有效进行。

（10）出院后的指导、注意事项、定期复查等相关内容。

四、医患沟通的目标

（1）促进医患合作，提高诊疗的准确性。

（2）增强患者依从性，提高治疗效果。

（3）改善医患关系，实现医患共赢。

五、医患沟通的任务

（1）获取诊疗信息，保证诊断准确性。

（2）建立医患信任，化解医患纠纷。

（3）适应医学科学发展的需要。

六、医患沟通障碍

沟通障碍是指信息在传递和交换过程中，信息意图受到干扰或误解，而导致沟通失真的现象。

（一）医患沟通障碍的成因

1.社会因素

大众媒体对医患沟通障碍起到推波助澜的作用，医疗体制缺陷的存在影响了医患沟通。

2.医生因素

医务人员对医患沟通的重要性认识不足，医务人员的沟通技巧不足，医务人员的超负荷工作导致工作紧张，医务人员的防范心理，医务人员的人格特征。

3.患者因素

患者对医务人员不信任引发沟通障碍；患者健康意识及维权意识增强，超出了医学范围；患者的心理状态对医患沟通的影响。

（二）医患沟通障碍的对策

（1）政府应在就医环境、顶层设计及资金投入方面通力合作。

（2）多部门联合，建立医患关系舆论正面导向机制。

（3）全民普及医患关系教育。

（4）顺应医学模式的转变，强化"以患者为中心"的服务理念。

（5）注重医务人员人文素质的培养，培训医务人员掌握医患沟通的技巧。

（6）提高医务人员的抗压能力，促进其身心健康。

七、链接——扁鹊见齐桓公

1.案例

扁鹊初次觐见齐桓公，在齐桓公面前站了一会儿，说："您在肌肤纹理间有些小病，不医治恐怕会加重。"齐桓公说："我没有病。"扁鹊离开后，齐桓公说："医生喜欢给没病的人治'病'，以此来显示自己的本领。"

过了十天，扁鹊再次觐见齐桓公，说："您的病在肌肉里，不及时医治将会更加严重。"齐桓公不理睬。扁鹊离开后，齐桓公又不高兴。

又过了十天，扁鹊再一次觐见齐桓公，说："您的病在肠胃里了，不及时治疗将会更加严重。"齐桓公又没有理睬。扁鹊离开后，齐桓公又不高兴。

又过了十天，扁鹊远远地看见齐桓公，掉头就跑。于是齐桓公特意派人问他。扁鹊说："小病在皮肤纹理之间，是汤熨的力量所能达到的；病在肌肉里面，用针灸可以治好；病在肠胃里，用火剂汤可以治好；病在骨髓里，那是司命神管辖的事情了，医生是没有办法医治的。现在病在骨髓里面，因此我不再请求为他治病了。"

过了五天，齐桓公身体疼痛，派人寻找扁鹊，扁鹊已经逃到秦国去了。后来，齐桓公病死了。

不难看出，扁鹊的医术的确非常高明。扁鹊既没有给齐桓公照 X 光，也没有给病人验血，就马上指出齐桓公病在何处，应该如何治疗。没有扎实的专业知识和丰富的行医经验，难以达到这样的水平。

遗憾的是，齐桓公始终没有接受扁鹊的建议，病越来越重，最后病入膏肓，无药可救。于是，大家都把责任归咎到齐桓公身上。

2.沟通分析

扁鹊沟通失败的主要原因确实在于病人。齐桓公爱面子，讳疾忌医，顽固不化，不听劝告，自以为是，才造成了严重的后果，丢掉了宝贵的生命。

但是，医患沟通出现障碍，沟通双方要找找自身的原因。扁鹊就没有问题吗？如果扁鹊没有问题，齐桓公怎么会不信任他呢？

在此事件中，齐桓公开始真的是在故意对医生隐瞒自己的病情吗？到底是什么原因导致了他的死？另外，扁鹊作为医者在此事件中还可以多做些什么吗？或者说扁鹊还有没有可能做得更好？

让我们试着回到当时的历史场景当中。扁鹊第一次见齐桓公，就说："君有疾在腠理，不治将恐深。"齐桓公当即否认："寡人无疾。"事后，齐桓公还对身边的人吐槽说医生贪财，想要把治疗没病的人作为自己的功劳，言语中可以说是充斥着不满与鄙夷。第二次会面，扁鹊说："君之病在肌肤，不治将益深。"这次，齐桓公"不应"。并且因扁鹊一再地说自己有病而明显地不高兴了。但第三次，在扁鹊说"君有病在肠胃，不治将益深"后，这一次齐桓公又"不应"。对于扁鹊的望诊论断，齐桓公一再坚持说自己没病，很有可能并不是在有意说谎或刻意隐瞒。因为当疾病尚处于腠理即皮肤和肌肉之间，也就是身体浅表部位的时候，患者可能确实还没有明显的异样的感觉。而疾病深入血脉之中时，病人则一定会有感觉，但此时，一则齐桓公可能并没有把它当回事，二则第一次会面对扁鹊所产生的负面印象尚未消除，故而仍坚持说自己没病。然而，到了第三次会面，当疾病已进一步深入肠胃的时候，齐桓公应该已经切切实实感受到了不适，因而他也就没再像前两次一样说自己没病，而只是"不应"，即没说话。

此时，扁鹊医生竟然像前两次碰壁后一样，径直走了。因此，"齐桓公不悦"。这次，齐桓公可以说是真的不高兴了。齐桓公心想：医者仁心仁术，扁鹊大夫看到我病已加重，说一句我生病了，见我不积极回应转身就走，你为什么不耐心解释呢？根本原因在于医患间缺乏基本的信任。

首先，扁鹊的"草率"诊病，让齐桓公产生了不信任。我们来看第一次见面的情景：扁鹊在齐桓公面前站了一会儿，看了看脸色，就下了诊断。这样的工作态度过于草率。

这个世界上，有些事情可以轻描淡写，但是有些事情必须谨小慎微。作为一名医生，面对病人的时候，应该慎之又慎：要为病人把脉，问问病人的身体情况，然后再下结论。

其次，医患关系没有建立，扁鹊的话让齐桓公反感。糟糕的是，扁鹊每次说话，都有一种"威胁"的成分——不治将深。意思是说，你不治疗，病就会加重。恰当的表达，一般都会考虑到对方的感受，给对方选择的空间和自由，不会带有威胁的意味，比如：虽无大碍，最好治一治。

最后，扁鹊的做法，确实欠妥。我们第一次做事失败了，第二次再做的时候，一般都会换一种方式。比如换个时间，换个地点，换一种语气，换一种方式等。不知变通，必然会失败。

最严重的错误是，他当着大家的面，指出大王身体有病，特别是在公众场合。不注意场合，十有八九都会把事情搞糟。

讳疾忌医，不是齐桓公一个人所独有的毛病，而是人的共性。在社交场合，病人毫无病感时直接说人家有病，对方第一反应就是否认。更何况，齐桓公是一国之主，他的身体健康情况直接关系到国家局势，此时医生更要慎之又慎。

第七节 医患沟通技能

一、建立医患关系的技能

医患之间所有的沟通都必须以良好的医患关系为基础，因此构建和谐的医患关系是医患沟通的核心内容。良好的医患关系是医方与患方交互作用的结果，仅靠单方面的努力无法实现。就患方而言，疾病性质、就诊动机、期望水平、付款方式或来源、文化程度、对医师的态度等，都会在一定程度上影响医患关系；就医方而言，医德水准、技术水平、服务态度和沟通技巧等对良好医患关系的建立有重要影响。

1.第一印象

在人际交往中，对两个素不相识的个体而言，第一印象是非常重要的。在对别人作出评价时，最初获得的信息比后来获得信息的影响更大。这种现象在心理学上被称为"首因效应"。

医患沟通中应注意：①自己的仪表，②不断提升自己的人文修养。

2.关注

关注技巧是有效人际沟通的首要技巧之一。关注是医务人员用身体语言、面部表情和眼神向患者传达此时此地他是医务人员唯一关心的目标，医师会将精力集中在他的身上。在沟通时，医务人员不但要全神贯注地听患者讲话，认真观察其细微的情绪与体态的变化，并做出积极的回应，还要求医务人员运用其言语与体态语来表现对患者主诉内容的关注和理解，以使患者感到他讲的每一句话、表露的每一份情感都受到了医务人员的充分重视。

在运用关注技巧时，应注意以下几点。

（1）要善于察言观色。

（2）不要在患者讲话时东张西望。

（3）要让患者感觉到你在专心地听他讲话。

（4）要以各种言语与非言语的举动来表达对患者的关注与理解。

3.接纳

接纳是指从心理上无条件地接受患者。

（1）要让患者感受到被接受。从言行举止中了解患者的需求、担忧。用适当的语言表达出理解患者的担忧，满足他的需求。

（2）在表达关心或理解时，要有针对性，不论患者患的是什么病，都不需要对疾病的原因负责，因此在沟通中绝对不能使用责备的语气。

（3）在表达关心和同情时结合相应的情感体验和表情，表达对患者痛苦的真诚关心。

4.尊重

尊重表现为对患者现状、价值观、人格和权益的接受、关注与爱护。

恰当地表达尊重需要做到以下几点。

（1）尊重意味着完整地接纳，无条件地接受患者。应该把患者看成有人权、价值、情感和独立人格的人，这是平等与尊重的前提。

（2）尊重意味着一视同仁。患者无论是怎样的人，医生都必须接受，不能有任何拒绝、厌恶、嫌弃和不耐烦的表现。

（3）尊重意味着以礼相待。对患者不嘲笑、不动怒、不贬抑、不惩罚，即使患者言谈举止有些失礼，也应以礼相待。

（4）尊重意味着信任对方。信任是尊重的基础，缺乏信任就很难有尊重。

（5）尊重意味着保护隐私。对患者所讲述的秘密、隐私和病情等相关资料应予保护，不应随意外传。

（6）尊重应以真诚为基础。一般不宜表达对患者有害或有损医患关系的观点，但对患者一些不合理的要求，医务人员在了解事实之后，应恰当表明自己的意见。

5.肯定

这里指的是肯定患者感受的真实性，不要听而不闻，特别是患者的主观感受并不能被现在的医学技术证明时，不可妄加否定。

表达肯定的沟通方法：医生首先必须肯定患者这种感受的真实性，表达对患者不适的关心和理解，最后进行解释。

6.共情

共情是指理解和体验患者内心世界的能力，也就是平常所指的换位思考。医患沟通中的共情技能有以下三点。

（1）借助患者的言语、表情、举止等，医生力求理解患者的内心世界，将心比心，体验患者的情感。

（2）理解患者各种心理活动之间的联系，患者的体验与他的经历和人格之间的联系。

（3）医生把对患者的理解再传达给患者，以获得患者的认可。

二、言语沟通技能

在医患沟通中，医生要特别注意语言的表达，要遵循以下基本原则，以实现医患之间和谐沟通。

（一）言语沟通的原则

1.平等原则

医患沟通中，医方应尊重患者、平等对待所有患者。所谓平等，一是双方平等，患者首先是一个平等的社会人，并且是一个需要帮助的人；二是平等对待每一位患者，不分年龄、职业、贫富、地位、相貌等，在医疗行为中一视同仁，让患者感受到被尊重、被理解，从而建立良好的沟通基础。

2.可接受原则

由于医患双方医学文化教育背景的不同，对健康和疾病的理解认知存在着很大的差异。医务人员应在了解患者已有的知识水平、情绪特点和心理状态的基础上，考虑对方能否听懂和看懂，考虑对方的感情需要，考虑当时沟通的各种情景，选择患者易接纳和理解的语言。

3.互相合作原则

保障信息畅通是有效沟通的前提，医患双方互为听众，互为发言者，双方既要有诚意，平等相处，又要虚心和有耐心。医方必须使自己的话语表达准确、明了、易懂，向患方全面介绍疾病情况，让其积极参与治疗方案的选择。只有相互合作、互相尊重才能实现良好沟通。

（二）医患沟通中语言的种类

医患沟通中语言可分为以下几种。

1.提问性语言

医生根据事物的内部逻辑，为了解病情从患者语言中获取有价值的主诉，是医务人员的基本功。

注意事项有以下四点。

（1）要紧紧围绕医疗目标展开提问。

（2）对背离医疗主题的话题要回避、引导。

（3）掌握时机，把握语气和语调，尤其要把握提问的方式和内容。

（4）与医疗无任何关系的隐私应严禁提问。

2.信息性语言

医务人员在为患者诊治的过程中，有针对性地作关于疾病知识、治疗方案、治疗情况的介绍说明，以便于患者在知情权得到保障的前提下，做出治疗的选择。

医护人员需向患者提供的内容有以下几点。

（1）需要患者承担痛苦的侵入性检查和治疗项目。

（2）需要患者承受较大经济负担的检查和治疗项目。

（3）具有一定危险性的诊断治疗。

（4）临床试验性检查项目和治疗项目。

（5）使用药物的毒副作用。

（6）在患者病情危重或更改手术方案的情况下，应向家属告知其病情及预后。

3.指令性语言

医务人员在履行职责时，根据需要做出的有关诊断或治疗的专业性医嘱或需患者配合的工作性指令。

运用技巧：一是亲切，二是明确。

4.抚慰性语言

医务人员为使患者配合治疗或出于其他职业需要，对患者进行的安抚鼓励性的工作语言。

5.禁忌性语言

那些在病人面前不能说的语言被称为临床医学禁忌语，它是临床医学语言应用中的消极现象。

6.礼貌性语言

医患沟通时要称呼恰当；请字当先，选词准确；有服务不周之处要用致歉语；勿随便打断患者说话，解答病人问题应及时；精神专注。

（三）言语沟通的注意事项

1.沟通双方应使用相同的语言系统

使用科学、通俗易懂的词语和字句，根据患者的文化水平及教育背景做相应的调整。

2.语言表达清晰简洁

当患者提出不便回答的问题时，可采取以下几种应变方法。

第一，转话法。例：可先承认，"这确实是个问题"，然后话锋一转，"但我认为更重要的是……"。

第二，移花接木法。巧妙地绕开敏感话题而谈与其有关的其他问题。

第三，机智幽默地解释。

3.尽量使用中性语言或数字来说明

医生的提问要避免带有偏向性，尽量使用中性词语。

4.不要重复提问

一个问题弄清楚后，再谈其他问题（如部位、发生时间、诱发及缓解因素、性质、放射、严重程度、时间特点及伴随症状）。

5.正确引导交谈方向

在适当的时机提问以把握交谈方向。

6.力求信息准确可靠

对不清晰的问题可以进行提问，力求信息准确可靠。

7.不随便评价他人的诊疗

不同医师的治疗方式存在差异，点评治疗方案，评价治疗效果，易引发纠纷。

三、非言语沟通技能

非言语即体态语，包括动作、手势、眼神、面部表情等传递信息的无声语言，非言语信息可在诊疗过程中有效配合语言。

非言语沟通在信息沟通中有以下特点：沟通性、共同性、真实性、情境性、模糊性。非言语沟通具有伴随作用、暗示作用、替代作用、补充作用。常见的非言语沟通形式包括面部表情、语音、语调、语速、身体姿势、身体距离、身体接触等多个方面。

1.面部表情

面部表情是一种最普遍的非言语行为，是交流沟通中最丰富的信息来源，能判断沟通双方的相互态度、情绪等。

2.眼神

眼神交流是指人们在沟通交往中用眼睛、神态的变化表达情感、传递信息的形式。在医患沟通中，医务人员使用眼神交流的注意事项如下。

（1）注视时间。在整个谈话过程中和对方目光相交达50%～70%，便可得到对方的信任。

（2）注视的部位。一般医务人员注视患者的部位应在患者的双眼和口之间，注视的方式应体现庄重和友善。

3.副语言

副语言也称辅助语言，它主要包括语音、语调和语速。

4.身体姿势和动作

身体姿势和动作可以表达多种不同的信息和内在的情感，是在沟通中最容易被对方察觉的一种语言。身体姿势主要包括手势、站姿、坐姿、步姿。

身体距离也称体距语，是交往双方之间的空间距离。沟通双方的空间距离会传递出双方的情感和关系等信息。人际距离可分为亲密距离、个人距离、社交距离、公众距离。在医患沟通中，应从医患沟通的有效性角度考虑，有意识地把握与患者的距离，对患者表示安慰、安抚和关注。正常医患之间的距离应保持在0.5～1.2米。

身体接触是人际交往中亲密的社会行为，也是表达情感和传达信息的重要途径。身体接触在医疗沟通中的作用也很大。如触摸患者的额头；冬天查房听诊时先为患者暖听诊器；当患者咳嗽、痰不易咳出时，主动为患者翻身、拍背或提供协助。这些都能够传递医者的关爱和善意，起到良好的沟通效果。

四、倾听

语言是人类重要的交际工具，非言语沟通中的倾听是信息接收者集中注意力将信息发出者所传递的所有信息进行分析、整理、评价及证实，了解信息发出者所说的话的真正含义的过程。

（一）倾听的维度

1.视觉

看着病人，目光停顿。

2.声音

注意语调和讲话速度以表达关注。

3.言语跟踪

鼓励病人叙述，跟随他的故事。

4.肢体语言

正面面对，身体前倾，注意表情、手势结合。

（二）积极倾听的基本条件

1.接受、重视、尊重、积极关注和情感温暖

倾听者接受且重视对方及其感受。对交谈者的"无条件接纳"并不意味着必须赞同其所有行为或观点。"无条件接纳"的意思是，感受如何将对人类生命及其多样性的尊重体现在对方身上。

2.（自我）一致性、真实性

倾听者愿意倾听，做好了接纳对方所说的全部内容的准备，包括可以接纳并承受对方的感受（如对于死亡的恐惧），而不是淡化或者"抹杀"这些感受（如"也没那么糟"或者"别难过了"）。倾听者的"真实性"体现在其了解自身的鼓励作用并且可以在沟通中真实地表达出来。

3.共情、感同身受地理解

倾听者对对方感同身受，试着设身处地地为对方着想并且可以向对方表达出来（"换位思考"或"用别人的眼睛看世界"）。

（三）运用积极倾听的方式

（1）非语言的和副语言的辅助行为（点头、目光交流、"应允"、前倾的体态等）。

（2）直接与对方对话。

（3）简短的回答。

（4）给对方充分的时间进行表达。

（5）不理解时提出有针对性的问题以帮助理解。

（6）指出对方的内在情绪状态。

（7）不在回答时进行评价。

（8）不使用或少使用外来词汇，使用形象的语言或使用对方的语言风格。

（9）使用具体的语言，不使用抽象的表达。（使用的概念越抽象，个人解读空间越大，那么产生误解的可能性也越大，如每个人对于"快乐"这个概念的理解都可能有所不同。）

（10）一旦沟通偏离目标或者一方或双方不能接受，宜通过语言沟通来解释。

（四）倾听的准备

准备花时间去听患者的讲话，最好坐下来与患者交谈（双手或双腿都不要交叉放置），这是一种身体语言，可以传递一种信息。保持与患者的目光接触（不是目不转睛地盯着患者），可以表示医生、护士对交谈感兴趣，以及愿意听患者讲话。可以通过使用适当的面部表情及身体姿势，表示医生、护士在注意听患者讲话。既要注意患者的言语沟通行为，也要注意其非言语沟通行为。

（五）倾听的技巧

想要做好倾听应做到：不批评、不判断、尊重、敏锐、以对方为中心。在具体沟通情境中应做到以下几点。

1.要感受性地听，不要评判性地听

听者应当先去感受对方话语中表现出来的情绪、情感，站在对方的立场去体会、思考，与之进行情感交流，然后才能进行分析评判。

2.积极反馈，适当提问

积极向对方作出反馈，对于不明白的地方，应适时提出疑问，以利于沟通的有效进行，帮助对方清楚表达自己的意思，传达准确的信息。但需要避免干涉性和盘问式的提问，不要探问隐私。对于自己明白的，也可以给出适当的反馈。

3.要有耐心，不要随意打断对方

倾听时医务人员要有耐心，尽量让患者讲述清楚自己的病症。

4.要抓住言外之意

要听出"弦外之音""言外之意"。一般而言，沟通时除了听对方讲话以外，听者应该更多地注意讲话者的非言语信息，包括语调、语速、声音、表情、体态、肢体动作等，并通过积极的反馈来验证理解得是否准确。

第八节　医疗各环节中的医患沟通

一、与门诊、急诊患者的沟通

1.门诊与急诊的定义

门诊是医院医疗服务工作的第一个重要环节，是医务人员直接对患者进行询问、诊疗、体检、预防、保健的场所。

急诊是对紧急就诊的急、危、重症患者进行处置和抢救的重要场所。

濒危病人是指病情随时可能危及病人生命，需立即采取挽救生命的干预措施的病人，急诊科应合理分配人力和医疗资源进行抢救。

危重病是指某些直接威胁病人生命的严重病症，包括急性病症和慢性病症及复杂大手术后处于调理时期的重症患者等的生命器官或多器官功能严重损害的病情，需要尽快安排接诊。如：休克、严重复合伤、急性心肌梗死、各种脏器衰竭等。

急症是急性病症的简称，指急性发病、慢性病急性发作、急性中毒或急性意外损伤等需要在一定时间内进行紧急处理的病症。

2.门诊急诊医患沟通的特点

（1）沟通对象复杂，异质性突出（身份、心态、主体）。

（2）沟通内容复杂多样，难以深入（专业与全面，繁重与时限）。

（3）沟通环节繁杂，风险大（病种和病情，业务变化大，难深入）。

（4）诊疗工作的要求高，难度大（过程不连贯、不关联）。

3.门诊急诊患者心理与行为的特点

（1）紧张恐惧。

（2）急切与焦虑。

（3）无助感与依赖感。

（4）抑郁与烦躁。

（5）自卑感与病耻感。

（6）多疑与抵触。

4.门诊急诊医患沟通要点与技巧

（1）增强主动服务意识、责任意识。

（2）加强技术力量，迅速准确判断，精准医治。

（3）掌握沟通技巧，主张人文关怀，进行有效沟通。

（4）掌握心理学知识，关注患者就医感受，建立"治疗同盟"。

（5）优化服务流程，建立全程导诊服务体系。

（6）办公室统筹协调，各科室通力协作。

二、与入院患者的沟通

1.入院沟通的特点

（1）入院患者因病情复杂严重、潜在风险高等特点，入院沟通需要更加细致和深入。

（2）沟通途径与方法更加多种多样。

（3）沟通时医患双方借助文字、图画等符号进行书面沟通。

（4）入院沟通标准化、程序化。

（5）医患沟通互动性和双向性。

2.入院患者心理与行为的特点

（1）焦虑、紧张、恐惧。

（2）孤独感与依赖感。

（3）情绪淡漠。

（4）挫折感与失控感。

（5）抵触治疗。

（6）患者角色适应困难。

3.入院沟通要点与技巧

（1）落实首问负责制，做好各环节之间的衔接。

（2）保证沟通信息、情绪准确，避免"沟而不通"。

（3）重视书面沟通，避免形式主义。

（4）尊重患者的参与权与选择权。

（5）求同存异，达成共识。

（6）帮助患者完成角色的转换与认同。

（7）讲究沟通策略，"统""分"结合。

（8）耐心沟通，避免绝对化。

三、与出院患者的沟通

1.出院患者心理与行为的特点

（1）感恩。

（2）欣喜。

（3）沮丧与绝望。

（4）愤怒与记恨。

2.出院沟通的特点

（1）口头告知和书面告知相结合。

（2）承上启下的作用。

（3）感情色彩浓。

（4）沟通内容广泛。

3.出院沟通要点与技巧

（1）消除干扰因素。

（2）书面告知。

（3）随访与延伸性服务。

四、问诊中的医患沟通

问诊是医生通过对患者及相关人员的询问和交谈，了解病情，经过综合、分析、推理，做出结论的临床诊断方法，是医疗服务的重要环节，也是医患沟通的重要途径。

（一）开始问诊，建立联系

开始问诊，即导入问诊，是建立良好医患关系、营造和谐轻松氛围的初始阶段。医生应提供舒适的环境，解释谈话的目的，说明谈话所需的时间和谈话的重要性。

帮助患者尽可能全面、准确地讲述病史，并缓解紧张不安、顾虑重重的气氛，顺利开启医患沟通的大门。

1.准备问诊

了解患者的基本信息，包括询问患者的姓名、年龄、婚姻状况、职业、住址等基本信息。提供安全、安静、明亮、卫生整洁、优美舒适、私密、温暖适宜的环境，可以给患者安全、舒适感。准备好诊疗工具，如听诊器、叩诊锤等检查工具及检查申请单，确保电脑、打印机等工作正常。医生做好心理准备，心情平静、舒畅，充满热情，仪表端庄，举止得体，态度和蔼，这是顺利问诊的前提。

2.确认医患双方的身份与问候

初次接诊时医护人员要主动问候患者，并作自我介绍和必要的说明，可以消除医患之间的陌生感、距离感，有利于医患沟通及和谐医患关系的建立。根据患者的情况使用恰当的称呼，而不要直呼其名，不用门诊号、床号等代替患者的姓名，合理使用社交称谓，使患者有被尊重感。当患者在其家人或朋友的陪同下就诊时，医生也应认识患者的陪同人员并明确其关系，以便准确地称呼患者及其陪同人员，减少陌生感，增进熟悉感、亲切感，有益于信息采集、体格检查和诊疗等。如果患者不希望陪同人员完全了解自己的疾病信息，应在问诊导入时进行确认，合理保护患者隐私，增进医患互信。

3.灵活使用开放式提问和封闭式提问，明确患者就诊的原因和目的

（二）收集信息，系统采集病史

（1）明确病史采集的结构与任务。病史采集的主要任务：基本信息、主诉、现病史、既往病史、家族病史等。

（2）准确使用言语沟通和非言语沟通技巧。

（3）把握问诊方向，主次分明，重点突出。注意保护患者隐私。

（4）注意问诊技巧。解释问题和病情时注意回应患者的言语信息，突出重点，避免使用专业术语。

（5）切记不应随意评价其他医疗机构或医生的诊疗意见和诊疗效果。

（三）综合分析、处理信息，解释制订的计划，注意尊重患者的选择权、决定权

（四）结束交谈

1.内容

简要梳理和总结问诊的主要内容、双方达成的共识，约定下次交谈的

时间。

2.注意

（1）给予患者再次提问的机会，补充遗漏的信息。

（2）根据患者的病情、行为、心理等给予必要的生活指导和健康教育。

（3）使用结束语，正式宣告问诊结束。

五、病情告知中的医患沟通

（一）告知形式

书面告知、口头告知、公示告知。

（二）告知内容

根据《侵权责任法》第55条规定，告知的内容主要为患者的病情、医疗措施、医疗风险和替代医疗方案等。

（1）病情告知包括患者的诊断情况、病情的轻重、预后及与所患疾病有关的内容。

（2）医疗措施告知包括医疗措施的性质、理由、内容、目的、预期效果及不实施的后果等内容。

（3）医疗风险告知是指医疗行为可能伴随的不良后果、危害及防范措施。

（4）替代医疗方案的告知包括医方应将多种医疗方案及各自的优劣利弊告知患方，由患方做出选择与取舍。

（5）应该进行告知的医疗事项包括特殊检查、特殊治疗、输血、麻醉、手术、护理等。

（三）告知的技巧与注意事项

（1）告知应重视实效性和目的性。

（2）告知应具有保护性。

（3）告知应重视整体性和预见性。

（4）可因人因病灵活进行告知。

（5）针对不同的医疗行为，抓住沟通的关键，突出告知重点。

（6）避免不负责任，不确定的表述和刺激性的语言等负面信息。

（四）如何告知坏消息

突如其来的严重疾病、超出承受能力的不幸消息、会造成的严重后果，让患者和其家属悲痛不已。不当的告知方式，更令患者和其家属蒙受伤害和产生不良心理反应，其往往会持续很多年，且造成严重后果。

1999年实施的《执业医师法》第26条规定，医师应当如实向患者或者其家属介绍病情，但应注意避免对患者产生不利后果。

由此产生了一系列的问题：什么是坏消息，告知坏消息有什么困难，如何克服困难将坏消息告知患者及其家属，如何避免对接收者造成更大的伤害？

1.坏消息

坏消息是指个体精神或身体健康受到威胁，个人生活方式被迫改变，或没有更长的生存时间的消息。坏消息还包括与患者意愿相悖、可引起患者本身强烈心理不良反应的消息。

2.告知坏消息的必要性

（1）坏消息必须告知患者，隐瞒和夸大病情并不能让双方获益。

（2）告知坏消息必须设身处地为患者着想，关注其接受度，注意方式方法。

（3）告知坏消息可以有计划和技巧，仔细分析患者可能出现的问题，注意其情绪变化等。

3.医生在告知坏消息时使用的不当策略

（1）拖延——将来还有告知的机会，等等再说。

（2）搪塞——用病人听不懂的专业语言掩盖真相。

（3）出于自我保护的目的掩盖事实或故意夸大病情。

（4）避而不见，认为自己没有什么可做的了。

（5）忽略非语言沟通的作用。

（6）忽略"给病人希望"。

4.告知坏消息的程序（SPIKES模式）

S（Setting）代表设置情境。

P（Perceives）代表对疾病的认知。

I（Invitation）代表邀请。

K（Knowledge）代表知识。

E（Empathizing）代表共情。

S（Summary）代表总结。

5.告知坏消息的原则

（1）准确客观地告知病情。

（2）适时告知坏消息。

（3）尊重患者及其家属的知情权和选择权。

6.合理告知坏消息的策略

（1）制订计划。

（2）留有余地。

（3）分次告知。

（4）给予希望。

（5）切忌欺骗。

（6）给予支持。

（7）保持接触。

六、与患者家属的沟通

患者家属是患者利益的核心代表，也是患者社会支持系统中最为重要的力量。患者家属对患者的支持与帮助、对医生的理解与信任、对诊疗行为的认识与参与，不仅成为医生与患者沟通的桥梁，影响患者疾病的诊治效果，也影响医患关系的和谐程度。

1.患者家属的心理特征

（1）恐惧与缺乏安全感。

（2）怀疑与不信任。

（3）同病相怜感。

（4）愧疚感。

（5）悲伤与抑郁。

（6）厌倦与疲惫。

2.与患者家属沟通的意义

（1）有利于取得对方的信任。

（2）有利于全面了解病史。

（3）有利于提高医疗服务质量。

（4）有利于健康知识的普及。

3.与患者家属沟通的内容

（1）患者当前的病情，疾病的诊断，鉴别诊断，后续可能的检查项目，诊疗计划，预后等。

（2）治疗措施，包括对患者所采取的治疗措施及治疗措施的目的、方法、步骤、可能存在的医疗风险等。

（3）患者家属应尽的责任。

（4）介绍医疗管理制度和诊疗程序。

（5）普及疾病康复与相关知识。

4.与患者家属沟通的技巧

（1）主动沟通。在诊疗过程中，主动与家属沟通。

（2）正确把握患者家属的心理需求，根据病情发展及时沟通。

（3）注意保密原则。

（4）注意保持双向有效沟通。

（5）不要随意预测患者的病情变化。

（6）不随意评价他人及其他医务人员的诊疗。

（7）重视书面沟通和非语言沟通。

（8）医务人员要注重沟通内容的一致性。

七、链接——裘法祖院士的仁术仁心

裘法祖（1914年12月6日—2008年6月14日），浙江杭州人，著名医学家、中国现代普通外科的主要开拓者、肝胆外科和器官移植外科的主要创始人和奠基人之一、晚期血吸虫病外科治疗的开创者、中国科学院资深院士，被誉为"中国外科之父"。其刀法以精准见长，被医学界称为"裘氏刀法"。裘法祖从事外科医疗、教学、科研工作60余年。他既是我国腹部外科和普通外科的主要开拓者之一，又是我国器官移植外科的主要创始人。

裘法祖呼吁医生首先应是个有爱心、有同情心的好人。只要是冬天去病房，裘法祖一定会把听诊器在自己的胸口焐热了才给病人检查。他对于现在一些医生习惯依赖于CT、MRI、B超等的检查报告来诊断颇有微词，他认为，许多病用普通检查就能查出来，无须用到费用昂贵的仪器；再说，如果发生了水灾、地震甚至战争，现场什么都没有，只能全靠脑子、眼睛和双手。因此，他看病人时一定要亲自摸一摸，用听筒听一听。裘法祖曾接待过一农村老妇，病人言说她肚子非常不适已有很长时间，问过病情后，裘法祖让其躺下，又仔细按摸检查她的腹部。检查后她紧紧握住裘法祖的手，久久不放，说："你真是一个好医生。我去了六七家医院，从来没有一个医生按摸检查过我的肚子。"

裴法祖的学生吴孟超院士曾见过这样一幕：裴法祖趴在病床边观察病人的小便流量。"对待病人就像大人背小孩过河一样，从河的这一岸背到对岸才安全。"裴法祖做手术还有一个特殊的规矩：术前他一定要亲自清点每一件器械、每一块纱布，术后再一一点对。因此，一直以来，裴法祖的手术台都被认为是最安全的。本着这种对病人高度负责的精神，从医60余年，裴法祖施行手术无数，未错一刀。

"一个病人愿意在全身麻醉的情况下，让医生在他肚子上划一刀，对医生是多大的信任啊！这种以生命相托的信任，理应赢得医生亲人般的赤诚！"这是裴法祖常挂在嘴边的话。

裴法祖院士热爱祖国，热爱人民，热爱他终身为之奋斗的外科事业。他默默无闻、默默无私奉献着，教学生做学问，也教学生做人。他以自己的实际行动实践了自己的理想。

在裴法祖院士的案例中，我们看到了一名医者的爱国情怀和社会责任感。医生这一职业的道德要求比其他的职业要高得多，因为他们的行为直接影响的是人，是社会。因此他们在工作中既要努力提高自己的专业技术水平，同时还要背负起更多的责任。裴老亲自为农村老妇进行体格检查，冬天为病人暖听诊器的行为，都是需要有对患者的高度责任心和高尚的道德情操；裴老"施行手术无数，未错一刀"，这需要的不仅是扎实的基础、渊博的知识、敏锐的观察，同时还要有对病人高度负责的态度。他用一生诠释了忠诚于党、报国爱民的坚定信念，追求卓越、勇攀高峰的创新精神，医德双馨、为民尽责的医者初心。

第九节 冲突

一、冲突的概念

1.概念

冲突是指对立双方在目标、观念及行为期望上不一致时所产生的一种分歧或对抗。冲突可以发生在个体与个体、个体与群体、群体与群体之间，是双方对立的社会互动过程。

人际冲突指的是发生在相互依赖的个体和群体间互相知觉到的各自既定目标的不一致，出现了干涉行为并伴有消极情绪体验的动态过程。

2.人际冲突的应对模式

美国的行为科学家托马斯（K. Thomas）和他的同事克尔曼提出了一种两维模式，以沟通者潜在意向为基础，认为冲突发生后，参与者有两种可能的策略可供选择：关心自己和关心他人。其中，"关心自己"表示在追求个人利益过程中的武断程度，为纵坐标；"关心他人"表示在追求个人利益过程中与他人合作的程度，为横坐标。二者定义冲突行为的二维空间。于是，就出现了五种不同的冲突处理的策略：回避、竞争、迁就、合作、妥协（图2-6）。

（1）回避策略，是指既不合作又不武断的策略。

（2）竞争策略，是指高度武断且不合作的策略。

（3）迁就策略，是指高度合作而武断程度较低的策略。

（4）合作策略，是指在高度的合作精神和高度武断的情况下采取的策略。

（5）妥协策略，是指合作性和武断程度均处于中等状态的策略。

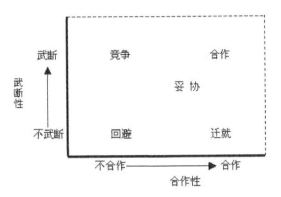

图 2-6　人际冲突的应对模式

二、医患冲突

医患冲突是指在诊疗、护理等医疗活动过程中，医方与患方之间处于不一致或矛盾状态，存在着分歧、争执或对抗。

1.医患冲突的背景

（1）医疗服务能力与群众日益增长的需要存在矛盾。

（2）现有医疗保障制度与群众的经济承受力之间存在矛盾。

（3）医患双方之间的信任度较低（经济因素、医学特点、病人主观期待）。

（4）医疗行业的高风险性与医疗风险分担机制之间存在矛盾。

（5）表现形式激烈和处理难度大。

（6）社会危害性大，造成恶劣影响。

2.医患冲突的主要特征

（1）突发性。

（2）危害性。

（3）媒体的倾向性。

（4）医患信息沟通障碍。

3.医患冲突的表现形式

（1）按冲突的性质，可分为情绪冲突、行为冲突、认知冲突、期望冲突、目标冲突、利益冲突等。

（2）按冲突涉及的内容，可分为医源性冲突、非医源性冲突等。

4.医患冲突的成因分析

（1）医患双方的利益冲突。

（2）医患双方的认知差异。

（3）信息沟通不畅。

（4）媒体角色偏离。

三、医患纠纷中的医患沟通

1.医患纠纷的概念

（1）狭义医患纠纷是指医患双方对医疗后果及其原因的认定存在分歧从而引发争议的事件。

（2）广义医患纠纷是指患方认为在诊疗护理过程中患者权益（身体权、生命权、健康权、知情权、名誉权、隐私权、处分权等）受到侵害，要求医疗机构、卫生行政部门或司法机关追究责任或赔偿损失的事件。

2.医患纠纷的特点

（1）生命健康受损后的不可逆性。

（2）不满情绪的集中性。

（3）医疗损害责任归属的模糊性。

（4）对医疗行业影响的广泛性、深刻性。

3.医患纠纷中的医患沟通原则

（1）平等和尊重的原则。

（2）以人为本的原则。

（3）依法的原则。

4.医患纠纷中医患沟通的技巧

（1）心理学层面的沟通。倾听患者的心声，真诚地理解患者；疏解患者的消极情绪；了解患者的心理需求，帮助其满足心理需求；了解医患双方认知方式的差异，从患者的认知视角进行沟通。

（2）伦理学层面的沟通。尊重患者的权利，告知患者应承担的相应义务；遵循知情同意的医学伦理原则；尊重患者的文化差异。

（3）法学视角下的沟通。尊重医患双方的权利，依法沟通；法学视角下的医患关系是平等协作关系；知晓处理医患纠纷的法律程序。

四、链接——PAC分析理论

艾瑞克·伯恩（Eric Berne）在弗洛伊德人格理论的基础上提出了人格结构的PAC分析理论。PAC分析理论认为人格结构分为三个心理状态，在沟通情境中可通过对人际交往进行PAC分析解决人际冲突。

1.人际交往中的三种角色分析

每个人的人格均由三种心理状态构成，即父母（parent，P）角色、成人（adult，A）角色、儿童（child，C）角色，简称PAC。

人格结构包括P、A、C三部分，简称人格结构的PAC分析。

（1）父母角色。处于父母角色状态以权威和优越感为特征，具有积极和消极的两方面作用。其行为表现为凭主观印象办事，独断独行，滥用权威。

（2）成人角色。处于成人角色状态以客观和理智的行为为特征，既不会感情用事，也不至于以长者姿态主观地省事度人。其行为表现为待人接物冷静，慎思明断，尊重他人，知道行为的结果。

（3）儿童角色。处于儿童角色状态的特征是婴儿式的冲动。其行为表现为无主见，遇事畏缩，感情用事，易激动愤怒。

2.人际沟通类型分析

人们在生活交往中常以不同的人格状态出现，构成人际关系中的交往类型。根据交往双方PAC的不同组合，存在十种人际沟通关系类型。

第1种，P对P（"父母"对"父母"）的交往。在这种交往中，双方的行为表现都比较武断，并表示相互理解，具有同感。

第2种，A对A（"成人"对"成人"）的交往。在这种交往中，双方都以理智的态度对待所谈论的客观事物或与对方交往。

第3种，C对C（"儿童"对"儿童"）的交往。在这种交往中，双方都感情用事，缺乏理智思考，有时表现为炫耀或攀比。

第4种，P对C（"父母"对"儿童"）的交往。在这种交往中，双方表现出权威和服从的行为。即发出沟通的一方以权威者自居，而另一方表示接受。

第5种，A对C（"成人"对"儿童"）的交往。在这种交往中，一方表现为儿童一样胆怯依赖、不自信，另一方则表现为冷静理智。

第6种，A对P（"成人"对"父母"）的交往。在这种交往中，A表现出理性、谨慎，但又担心自己控制不住自己，因此要求P担任"父母"的角色监督自己。

第7种，AA对PC的交往。在这种交往中，甲方以成人的心态理智地对待和要求乙方，但乙方却以父母的身份自居，把甲方看成儿童，轻易地训斥甲方。这种情况在青年人与长辈之间、同事之间、下级同上级之间的交往中都有可能出现。

第8种，AA对CP的交往。在这种交往中，甲方以成人的心态理智地对待乙方，但乙方却以儿童的心态将对方当成父母，表现为撒娇、任性、感情用事。这种情况在各种人际交往中都有可能发生。

第9种，PC对PC的交往。在这种交往中，甲方以父母的姿态命令乙方，而乙方则不服，也以同样的方式还治他人之身。显然，这种交往方式最容易引起矛盾和纠纷。

第10种，CP对CP的交往。在这种交往中，双方都感情用事，耍小孩子脾气，如夸大事实、互不相让、相互依赖等。

人们在相互交往中都会表现出某种人格。PAC分析理论把人格分为三种状态，认为交往中起主导作用的是三者中的其中一种心理状态。如果交往中双方都按照对方的期望作出反应，那么这种交往关系属于"互补性"或"平行性"；如果交往中双方的反应都出乎对方的意料，那么这种交往关系属于"对称性"。

第三章 医患沟通学课程中人文素质培养实践

　　培养德才兼备的医学人才是医学院校的目标。在医患沟通学专业知识中融合医学人文素养培育是实现这一目标的重要途径。为实现培养具有仁心仁术的未来医者的目标，教研室教师根据人才培养方案和临床需求，设计、组织医学生开展关注热点话题、医学人文作品阅读、影视作品鉴赏、医患沟通角色扮演等实践活动，在潜移默化中实现人才培养目标。

第一节 关注热点话题 品评医患关系

　　近年来，医患关系是人们广泛探讨的话题，各种媒体中报道的有关医患关系的新闻事件引发了社会对医患关系的关注。

　　医生和病人之间良好的交流沟通必须建立在相互信任的医患关系基础上。医学生要学习医患沟通知识，就必须对当前我国的医患关系现状有客观认识。教研室教师在授课中设计教学活动——"我眼中的医患关系"，目的是引导医学生关注当前有关医患关系的新闻报道，结合所学知识，全面了解客观评价我国医患关系现状，并思考作为一名未来的医务人员，应该如何处理医患关系等。

　　引导学生深入思考新闻背后的沟通知识，从医务人员的行为中体会热爱祖国、敬业奉献的社会主义核心价值观，确立对医学专业的认同感和自豪感。课堂上结合医学生的感悟作业进行点评，引导医学生形成积极向上的沟通态度，以平和冷静的心态处理医疗服务中的各种关系。

一、我眼中的医患关系——医患冲突报道与医患关系

据环球时报报道，2020年1月20日下午两点，朝阳医院眼科发生伤医事件，多名医生被砍伤，其中陶姓医生伤情最重，后脑勺和胳膊被砍伤，一名看病患者也被误伤。

据现场目击者称，陶医生当场倒地，一名母亲带孩子看病被误伤。事发后朝阳医院眼科已暂停接诊，朝阳医院门口停了多辆警车，现场已被封锁。医院保安和民警陆续赶到，将伤人家属当场控制，并将其送至派出所。

据了解，被砍的是医院眼科主任医师陶勇，伤势较重。

作为一名临床专业的学生，我一直关注医患关系方面的报道。

近年来，医患关系成为高频搜索的关键词，其中负面信息报道更令世人瞩目，特别是北京朝阳医院陶勇主任医师工作期间被病人砍伤案件，让人叹息不已。

部分同学对陶勇医生事件的反应是震惊与失望，甚至有同学怀疑自己从医理想的正确性。但通过对医患沟通学课程的学习和反思，我认为应该理性看待医患关系。

总体来看，医患关系这几年在逐渐向好，极端杀医伤医者是极少数。我们不能因为这些极端事件而否定所有的医患关系。有关陶勇医生案件的报道显示，在暴力伤医现场有医生、快递小哥、病人家属自发冲上前替陶勇医生挡了刀，他们勇敢护医的行为让我深受鼓舞。在医患关系紧张的今天，医院同事冲上前是因为他们和陶勇医生一样是医者，伤人者的凶器伤害的不仅是陶勇医生，也是医生群体，因此不顾个人安危保护同事，是出于惺惺相惜；更令我感动的是那些病人和偶然路过的快递小哥，他们与陶勇医生素不相识，但看到有人伤害医生能勇敢冲上去保护医生，他们的行为显现出病人和群众对医者的尊敬和爱护，这正是当今社会医患关系的真

实反映。

谈及我国的医患关系，陶勇医生说过，当我们医务人员全心全意为病人排解病痛烦忧之时，病人也会无条件地信任你。

我钦佩陶勇医生这样的勇敢医者，面对医疗工作中的不和谐，他们没有为此抱怨什么，而是能够从平凡工作中发现更多的感动。

我更钦佩陶勇医生这样的坚强医者，"如果真的做不了手术怎么办？"有朋友问陶勇。陶勇回答他："可以进行医学教育和科研，通过演讲做一些医学宣导，通过科研成果转化帮助临床治疗——做手术只是救治患者的其中一种方式，我能做的事还有很多。"

陶勇医生是暴力伤医事件的受害者，但他更是一名眼科医生，为了自己热爱的职业，他选择再次回到工作岗位，哪怕曾经受到过伤害，也没有对整个行业感到失望。既然不能拿起手术刀，那就更多地投身到公益事业，凭借自己的影响力，去真正实现"天下无盲"。这就是医患关系良性发展的积极动力。

（本文作者：袁一帆）

二、我眼中的医患关系——直播视频与医患关系

2019年8月19日是中国第二个医师节，由青岛市卫生健康委员会与青岛新闻网共同主办的24小时实时直播——医师节，只是平凡的一天，真实记录了岛城医师们一天的真实工作状态。在青岛市卫生健康委员会的大力号召、支持下，六十余家岛城卫生医疗机构参与其中，截至8月19日24点，直播累计播放量已达500万次。这其中发生在医院中的一幕幕都是真实平凡的，却又不乏许多动人心弦的瞬间。哪位医生令你倍感温暖？哪个场景又令你潸然泪下？让我们回忆昨日，重温医师节的感人温馨时刻……

青岛大学附属医院血管外科主任郭明金出门诊，遇到一名半年前因疾病被紧急抢救成功的患者复诊，恰逢院区节日送花，患者为郭主任送上一支鲜花表示感谢，感谢医生给予她的重生。

山东大学齐鲁医院正在就诊的病人和家属听闻是医师节，争着给医生献花，让医生们惊喜又感动。

医患关系是医院中最敏感也最复杂的关系。病人、家属、医生三者相互联系形成相互作用相互制约的系统。一旦其中任何一方受损就破坏了整个系统的平衡，最终给关系各方带来痛苦。

作为未来的医者，我一直在思考，好的医患关系是怎样的呢？我认为这篇报道中的患者为医生送上鲜花，表达感谢，病人传递的积极信息驱散了医生辛劳工作后的疲倦。这种医患之间的相互尊重就是最好医患关系的表现。

医患沟通学课程中说，医患关系是医疗卫生活动中，医务人员为保障和促进患者健康而与患者及其家属建立的特殊人际关系，其中，医生与病人是重要元素。和谐医患关系需要双方共同维护。

医生与患者是相互依存的。吴孟超院士说"医患关系的本质就是医生背着病人过河"，在湍急的河流中医生艰难地背负着病人向对岸走去，只有医患间相互信任，才能一起走上健康的彼岸。

患者及其家属相信医生，对医生不抱怨；医生尽力救助患者，选择最好的、最合适的治疗方案。医患双方相互信任、耐心交流、相互协作，共同实现维护病人身体健康的目标，这应该是医患关系最理想的状态。可现实往往不是这样美好。

病人对医学的有限认知极大影响了当前的医患关系。每个病人家属都希望自己的家人能恢复健康，但因为他们并不具备充分的医学知识，看到治疗中出现意外时，有的家属不肯接受这一现实。他们把所有不良后果归咎于医生，动辄指责医生不负责任，医生技术不达标，责令医生和医院为此后果买单。究其原因，他们不知道医学是一门不确定的科学，不是所有的疾病都能治愈。病人及家属仅凭自己的片面理解就武断裁决医生的能力和品质，这样做必然激化医患矛盾。

除了认知差异，医患关系紧张的另一个重要原因是经济因素，当前高额的医疗费用、不完善的社会保险制度等让病人感到"看不起病"，甚至

"人财两空"。有病人因为经济利益驱使无端指责控告医生也是医患关系紧张的原因之一。

我也常常思考，在医学如此进步的今天，医方是如何影响医患关系的？

首先，医生超负荷的工作量，就医时医者为了提高工作效率往往会匆忙打断病人的陈述，医患间的良好沟通被打破。其次，长时间、高效率的工作，会使医生处于精神紧张状态，所以医生经常表情严肃、语言简练，这些信息容易给患者留下医生不易沟通、不能站在患者角度思考的负面印象。最后，部分医生因为个人性格，在医疗过程中可能有不善与病人沟通，不重视病人的感受，语言生硬等这些缺乏人文关怀的表现，加剧了医患关系不和谐的状况。

从我个人的视角来看，当前医患关系状况并不像某些报道那样夸张，毕竟社会上讲道理的人还是多数。我在医院见习时见到的医生、患者、家属基本都能和谐相处。病人及家属基本能信任医生，理性接受医生的建议，愿意配合诊疗，即使后来病情出现反复有不良转归，但是由于事先医生告知过相应可能性，病人也会慢慢理解接受。这就是现实中的医患关系，它或许不是那么完美，但是它是现有医疗水平的最合适状态。医生、患者、家属或许会有遗憾，但是不会相互埋怨，因为大家都心怀善意，尽了自己最大努力。

如果我们想要改善当前的医患关系，就应该溯其根源，从源头上解决那些影响医患关系的问题。比如国家应全面健全社会保险制度，让病人看病不用为经济烦扰；医生能够多对病人有一些同理心，设身处地为病人考虑；病人多信任理解医务人员，认真遵从医嘱等。最后，若要医患关系更和谐，医生、患者和社会各方面都要努力。

（本文作者：王梅霞）

三、我眼中的医患关系——互联网与医患关系

"中国好医生""中国好护士""最美医生"……近年来涌现的一批优

秀卫生健康工作者的故事让人们了解到，美好健康生活的背后是"白衣天使"们在默默地守护。2019年8月18日召开的"中国医师节"庆祝大会提出，要大力实施医学人文精神培育，在全社会倡导敬畏生命、崇尚医学、尊重医生、关爱医生的良好风气。

中国医师协会会长张雁灵表示，设立"中国医师节"是党和人民给予医务人员的特殊荣耀，也是一份沉甸甸的责任。中国医师协会将以此为契机，大力实施医学人文精神培育，引导广大医生科学行医、依法行医、文明行医、廉洁行医，在全社会倡导一种"尊医"的文化，推动医生权益保障机制的落实，进一步促进医患关系和谐。

2019年"中国医师节"的主题是"弘扬崇高精神，聚力健康中国"。据悉，我国现有注册医师360.7万人，乡村医生138万人，撑起了世界上最大的医疗卫生服务体系。已启动的健康中国行动呼吁全方位全周期保障人民健康，得到了广大医务工作者的积极响应，并开展了一系列"健康中国·医师行动"活动。

我是一名医学生，怀着治病救人的理想来到医学院，"健康所系，性命相托"是我们沉甸甸的责任。但是，近年来网络上时有零散报道的伤医杀医案件让我们对医患关系有了疑惑，对今后的职业安全有了些许焦虑。

今天我搜索到的这篇报道是关于医师节的特别报道，以图片和视频展示了医患之间的良性互动，医生以精湛医术和高尚的医德挽救病人于危难，收获病人的信任与尊重。这让我们医学生看到和谐医患关系大有希望，这也给我们这些未来医者带来继续前行的勇气。媒体应多报道宣传这些医德高尚、仁心仁术的优秀医生。社会需要弘扬正气，医生需要被信任、被尊重、被爱护。我们医学生需要这样的正能量来指引我们前行的道路。

信息化时代，国内网络媒体发展异常迅速，网络已经成为公众进行信息获取的主流渠道。近年来，医患关系成为社会公众热议的话题，公众对于医患关系的关注度也随着网络媒体报道的增加而持续升高。然而这些关于医患关系的网络报道大都以负面消息为主。我尝试使用互联网搜索关键词"医患关系"，页面弹出的新闻大多都与医患纠纷以及伤医事件有关。

当前的医患矛盾在某种程度上可以说与网络媒体分不开，它们把医疗活动中个别极端事件作为一个普遍现象进行负面报道，过分夸大医者的无良和病人的弱势，错误引导了公众舆论，导致在很长一段时间里，医生抱怨医患关系冰冷、剑拔弩张，病人诉病看病难、看病烦。因为网络的偏见，医患双方互相戒备，失去了原有的信任，缺乏沟通又让猜忌升级为不和甚至冲突，医患矛盾愈演愈烈，暴力袭医事件仍有发生。

可是当我们真的接触临床，真正与医生、病人、病人家属交流，才发现医患之间其实并没有网络报道得那么紧张。

最后，我想说，当前的网络上报道的一些医患关系不和谐的声音并不能抹杀我国医患关系基本和谐的现状，国家在积极为改善医患关系做工作，社会在努力，我们医学生也要努力。因为医患从来不是对立面，而是一个战壕里的战友；病人不是医生的敌人，疾病才是我们医患双方共同的敌人，这是我们医者的认知，同时也需要互联网正确引导。

（本文作者：赵嘉怡）

第二节　医学人文作品阅读与反思

医患沟通学课程致力于提高医学生与患者沟通的知识、技能，指导医学生学习如何建立医患信任关系以及治疗关系，培养医学生具有宽厚的人文社会科学知识，良好的职业沟通能力和健康的心理素质。但是我校医患沟通学课程面向的是临床医学专业的大二学生，他们尚未开设临床课程，大部分学生缺乏临床就医经历。面对医学经历和背景如此贫乏的授课对象，如何能让他们快速进入医生角色，以一名医务人员的视角分析、判断、应对医患沟通问题呢？

优秀的医学人文作品有着生动的语言、深刻的内涵，通过移情作用，让医学生身临其境，感受医疗背景下人物的悲欢，可为毫无临床体验的学生提供丰富的临床素材。借此优势，授课教师纷纷引入医学人文作品阅读活动，设计医学人文作品的阅读与反思活动。此活动使医学生在阅读医学人文作品中体验医疗工作，不断提升人文境界、塑造理想人格，实现自我价值。

在教学实践中，此活动由三个步骤组成。第一步，由教研室教师有计划、有步骤地推荐数本医学人文作品；第二步，学生课后自行选择阅读，从医患沟通的角度进行分析并完成阅读感悟；第三步，教师课堂展示感悟作业，带领学生分析讨论，为下一步人文素养的实践筑牢底蕴。在阅读优秀的医学人文书籍的过程中，医学生不断积累深厚的医学人文知识，通过感悟内化厚植医学人文素养，夯实人文精神底蕴。

一、医学人文作品阅读的意义

国家的执业医师法规定执业医师应当具备良好的职业道德和医疗执业水平，发扬人道主义精神，履行防病治病、救死扶伤、保护人民健康的神圣职责。当前人民群众的健康需求日益增长，人们不仅需要疗愈身体上的伤病，还需要维护心理健康，有更多的获得感和幸福感。在这种大环境下，人文作品阅读弥补了以往医学教育缺失的人文温度，阅读活动使医学生的心灵受到启迪，对医学生的理想信念和价值观培养具有重大意义。

（一）确定从医志向，坚定理想信念

确定志向是人文素养的前提，一个人只有确定了自己的人生理想和奋斗目标，才有可能在人生前进的过程中迈出坚定的步伐。当前医患关系紧张，工作后还面临着长期学习、超负荷工作等现状，这些困难使有些医学生缺乏专业认同，学习效果受影响。针对这一情况，医患沟通学课程通过阅读人文经典作品活动，帮助医学生坚定学医志向，坚守自己的理想初心。例如推荐书籍《漫漫从医路》就是脊柱外科专家叶启彬一生从医经历的记录，通过阅读，医学生深刻体会前辈从医过程的艰辛，更全面地理解

医学生誓言，明确医务人员对于病人及社会的责任和义务，从而形成对医学事业的义务感和责任感，坚定学医志向，自觉克服学习和生活中的困难，努力学习专业知识；抵制当前社会不良思潮的影响，正确认识医患关系，提升医德境界。

（二）帮助医学生形成正确的价值观念

价值观是基于人的一定的思维感官之上而作出的认知、理解、判断或抉择。积极向上的文学作品将社会价值观形象化、艺术化，在潜移默化中引导读者，对其价值观的内化有独特的作用。例如人文书籍《国士无双伍连德》介绍了20世纪初，东北鼠疫流行时伍连德医生的事迹。在祖国需要的时候，他不计个人得失，不辞辛劳深入疫区，以丰富的学识和严谨的科学精神，不到四个月就消灭了疾病，挽救了无数人的生命。这样的人文作品无疑给医学生们上了一堂精彩生动的社会人生大课，为如何做一名有高尚人生理想和正确价值追求的医生，提供了发人深省的答案。

医学生正处于价值观形成的重要时期，当前一些不良思潮通过对物质生活的极力渲染，使部分医学生认同其不正确的生活态度和幸福观、消费观，个人主义膨胀、奉献精神淡化，把"金钱至上"作为个人行为的唯一追求和人生目标。

综上所述，医患沟通学课程中开展医学人文作品阅读活动对培养医学生成长为合格医者有积极意义。

二、医学人文作品阅读的活动设计

医学生的课业负担重，可用于医学人文作品阅读的时间和精力有限。因此，我们选择优秀的医学人文作品，督促阅读进度，拓展思考方向，介绍相应的参考书目等，使医学人文作品阅读活动既能满足医患沟通学课程的教学需要，又能适应医学生学业紧张的现实。

（一）推荐书目

医学人文作品阅读首先要解决的是"读什么"的问题。教研室教师根据医学生可塑性强、好奇心强、空闲时间少等特点，本着以人为本的原则、发展性原则、经典性原则、时代性原则推荐优秀书籍，为医学生成长成才提供丰厚的精神食粮。

（二）指导方法，促进成长

医学人文作品阅读要解决"怎么读"的问题才能实现教学目标，因此教师必须设计好程序和要求，帮助学生在较少的时间内最大限度增加阅读收获。在教学实践中，我们发现仅靠学生的自觉无法完成阅读活动的预期目标，还需要教师在整个活动过程中不断督促和检查。教师全程控制活动的进度，包括了解课外阅读的时间，定期检查阅读工作，组建阅读任务小组合作完成检索文献的任务，线上提供反思交流的平台等。为深化活动效果，提倡学生进行多角度、开创性的阅读，利用阅读反思和课堂小组辩论等环节拓展医学生的思维空间，提升医学生的沟通能力与人文素养。

（三）注重反馈，优化活动

阅读交流是对学生在阅读中的所思所得进行再加工，转化成语言信息并输出的过程，是对阅读的深层次反思，既需要对阅读内容进行整理、归纳，也需借助团队的力量开展多层次、多形式的读书交流活动。通过阅读学生的反思作业，教师不断优化读书活动，开展了优秀书籍推荐、读书论坛等系列活动，为学生进一步的阅读交流提供平台。学生通过交流经验心得、展示自己的阅读成果，既能提高沟通能力，也能提升人文素养。

三、学生阅读反思

（一）《国士无双伍连德》读后感

之一——国士无双

什么是国士无双？国士无双出自《史记·淮阴侯列传》："诸将易得耳，至如信者，国士无双。"国士是指一国独一无二的人才，士之才德盖一国则曰国士。国家的崛起、大国的复兴就是靠着无数的国士的付出与努力。

什么样的人可以称之为国士？或是身怀绝技，可救万民于水火之中；或是临危受命，匡扶国家于危难之中。堪称国士之人，古有张骞西出匈奴，今有钟南山临危受命。而在这期间有一大批不为人所熟知的国士，伍连德就是其中之一。

伍连德字星联，祖籍广东新宁（今台山县），于1879年3月10日出生于马来西亚北部的槟榔屿（今马来西亚的一个州）。他是公共卫生学家，中国检疫、防疫事业的先驱，也是中国历史上"走近"诺贝尔奖第一人。他所开创的很多卫生防疫、检疫措施沿用至今。

伍连德和钟南山极为相似，都为了中国的卫生事业作出了巨大贡献。伍连德有多厉害？一言以蔽之：他是中国第一位诺贝尔奖候选人，1935年以"在肺鼠疫方面的工作，尤其是发现了旱獭在其传播中的作用"而获得诺贝尔生理学或医学奖的提名。

清朝暴发鼠疫之时，人们对于鼠疫的了解还停留在"黑死病"的阶段，就在所有人对鼠疫束手无策之时，伍连德站了出来。伍连德敏锐地察觉到，这次鼠疫与以往不同，可以通过飞沫在人与人之间传染。最终，伍连德找到了病原体，并且将新的疫病命名为"肺鼠疫"。

在伍连德的要求下，中国人第一次戴上了一种叫"口罩"的新潮玩意儿，参与救护的人员更是被要求严密防护，上上下下穿得严严实实，染病死亡者的尸体被集中焚化，防疫工作在现代卫生理论的指导下有效开展。只有如此，这场"天灾"才可以尽快被消灭。东北鼠疫历时不到一年，夺走了约6万人的生命，如果没有伍连德领导的有效的防治工作，这个数字可能会变得让人无法想象。1911年，鼠疫结束。1917年绥远鼠疫、1919年哈尔滨霍乱、1920年东北鼠疫、1932年上海霍乱，十多年间，伍连德始终战斗在中国防疫的最前线，把大量的平民从死亡线上拉了回来。就像我们今天的钟南山院士一样，他们一直是人民与疫病之间的屏障，他们都当得起"国士无双"的称号。

在民国初年，中国国内的现代医学基础十分薄弱，人才稀缺，建立一所与世界接轨的医学院的需求十分迫切。利用美国庚子赔款的退款，伍连德等人创建了"北京协和医院""协和医学院"，联合国内同行创建了"中华医学会"，创刊《中华医学杂志》。

伍连德晚年时说："我曾经将我的大半生奉献给古老的中国，从清朝末年到民国建立，直到国民党统治崩溃，那一切在许多人的脑海里记忆犹新，中国是个有五千年历史的伟大文明古国，历经世世代代的兴衰荣辱，才取得今天的地位，我衷心地希望她能更加繁荣昌盛。"

面对疫情，他直面生死、大爱无疆，值得我们每一个医学生学习。

（本文作者：张雪峰）

之二——向这位"埋藏功与名，用心著春秋"的伟人致敬！

这是我阅读完这部作品（或者这位伟人传记）的第一感触。

从医者的角度来讲，伍连德先生无疑是一位最接近希波克拉底誓词中医者形象的现实人物，医者仁心，济世于怀。借用王哲先生的评价，他是一位英勇的流行病斗士，敢于直面大型鼠疫，亲临鼠疫现场进行反击，在乱世时期，无财无权的他，凭着自己无私奉献的精神，对患者生命的珍重，提出全民戴口罩的策略，才得以遏制住鼠疫的传播。他是阎锡山的一扇窗，因为他，东北的鼠疫得以消灭；他又是一头牛，无声却稳如泰山地秉持着救人救国的信念。他是一位英雄，国际医学联盟授予他"鼠疫斗士"的称号，梁启超晚年时评价他："科学输入垂五十年，国中能以学者资格与世界相见者，伍星联博士一人而已！"

年少时的伍先生身在英国留学，却一心想着学医救国。为学习医术拼命努力，只为不负众望。日复一日地晚睡早起，用时间来弥补知识的不足，用坚持换得他人的尊重，用自己的努力来让异乡人平等相待。虽然经济条件是班级里最差的，但他学医救国的雄心壮志是最强的，自强拼搏、渴望进步是自己最大的财富。留学期间，伍先生获得的奖励数不胜数：英国女王奖学金、圣玛丽医院奖学金等。取得这些成绩是因为他幸运吗？不对！勤奋刻苦的学习精神、不甘落后的性格、追求理想的信念，这些才是他得以凭借的力量。幸运从来都只是弱者的借口，而强者是凭借自己的努力一步步脚踏实地扛过来的。潮起潮落，云卷云舒，学医的初心从未改变，救治世人的理想未曾变更，他挥洒的汗水足以证明其奉献的大爱始终存在。

除开高超的医疗水平和高尚的医德，伍连德先生也是一位彻彻底底的爱国主义人士："我曾经将我的大半生奉献给古老的中国，从清朝末年到民国建立，直到国民党统治崩溃，那一切在许多人的脑海里记忆犹新，中国是个有五千年历史的伟大文明古国，历经世世代代的兴衰荣辱，才取得今天的地位，我衷心地希望她能更加繁荣昌盛。"晚年的话，映射出了伍先生不变的爱国情怀，以及其不朽的大爱精神。尽管生在异国，但心属中国，日军侵华期间，先生义正词严地拒绝为日军服务，即使饱受威胁，信念也从未动摇。这种坚定，令人敬佩！

在中国医学发展的推动方面，伍先生更是立下了汗马功劳：担任中华医学会会长，亲手创建了北京中央医院（如今的北京大学人民医院），同时作为中方代表，陪同说服洛克菲勒基金会考察人员，建立协和医学院和协和医院……虽于南洋出生，却没忘记自己中国人的本根，出生在中国的我们，更要加倍地为祖国繁荣昌盛、民族的复兴而勤奋学习！

晚年的伍先生因政治原因被迫返回马来西亚，在怡保小镇上度过了自己悬壶济世的余生，当地居民对伍先生的认识，只是一位和善的医者，却对他曾经的辉煌一无所知，可谓"埋藏功与名，用心著春秋"。

生在海外是父母的选择，为国效力是自己的选择，他是中国现代医学的拓荒者，是一位不应该被历史遗忘的英雄。作为一名医药专业的大学生，伍先生是我们学习的榜样，其专业精神、奉献品质，是值得我们用一生来追求的境界。

（本文作者：曾爽）

（二）《生活之道》读后感

这本书被列为医务工作者必读书目之一，我就知道并不简单。首先，这本书的作者是20世纪医学领域的大师，是现代医学教育的始祖、临床医学的泰斗；其次，这本书强调医学的人文与教养，书中"好的医生治病，优秀的医生治病人""习惯的养成正是品德的基础"等观点在今日看来依然伟大。

《生活之道》是威廉·奥斯勒（William Osler）面对耶鲁学生的讲演集。这本书已经超越了医学的范畴，可以作为任何一个人的枕边书，去激励个人思考自己对社会与职业的价值。大师在有生之年把对人类的爱、人性的尊重、全人类的关怀以及人道实践带到教学、工作与生活中；把教师、医者与学者的精髓提升到极致。在他看来，医疗是一个人与人互动的关怀过程。医疗必须建立在对人性尊重的本质与对生命热爱的基础上。我觉得任何一名从医者和即将踏入医学行业的人都应该认真研读这本书，反思自己作为医生，应具有的人文关怀精神，去学习怎样才能称得上是仁心仁术的医生。

奥斯勒说："身为一个医师，无论内外科，最重要的特质莫过于沉稳。所谓沉稳，就是在任何情况下都保持冷静和专心，是暴风雨中的平静，是在危急时刻保持清醒的判断，是不动如山、心如止水。真正圆融的沉稳，绝对少不了丰富的经验。"他指出，作为医生，在临床工作中会遇到各种各样的情况。要做到冷静和专心，则需要坚实的理论基础、扎实的基本功和丰富的临床经验，这样才能做到让病人放心。同时有对优秀医务工作者的基本要求：在生命面前保持公平。如何做到保持公平呢？世界上的病人有好看的，有可怖的，有贫穷的，有富有的，有平民百姓，有权贵人家及不同肤色的，作为一名医务工作者应做到一视同仁，平等对待，不给病人贴上标签。因为生命是平等的，每个人都有被尊重的权利。更何况病人对于我们来说更加不幸，更加敏感。平等对待病人也从侧面体现了医务工作者的专业素质。

奥斯勒提出"好的医生治病，优秀的医生治病人"。就今天而言，我们的医疗水平已经和奥斯勒的时代不处于同一水平线上，然而生命所面临的挑战却是一致的。现代医学的发达已经能让医生们使用比奥斯勒时代有效千百倍的药物，能够减轻病人的疼痛和后遗症，我们甚至可以提供基因测序、孕检、疾病谱绘制、疫苗等多种预防的手段；同时在疾病康复上，能够提供给病人专业的指导，以至完全康复，这在过去是很难想象的。然而，医疗的进步并没有让医生受到比过去更多的尊重和信任，只有医者充分认识并体现出以人为本、厚德载医的品质，才有可能"追寻理想的国家、理想的生活、理想的信仰"。

作为医学生，我们今天所学到的理念跟我们的未来密不可分，跟未来的医学界息息相关。在终身学习的道路上，我们踏着进步的阶梯，我们的前途不可限量；但如果我们没有医德，不把病人看作一个流着热血，拥有和我们一样的强烈感情的活生生的人，不按照"医学—社会—心理"的现代医学模式去医治病人，那我们必将失败，必将不能成为一名优秀的医务工作者。我们走向医生的道路还很漫长，仍要从现在开始维护医生这一行业的崇高性与神圣性。

最后，我想引用奥斯勒大师的话与大家共勉："如果你们只顾着追求自己的利益，把一份崇高神圣的使命糟蹋成一门卑劣的生意，将你们的同胞当成众多交易的工具，一心只想着致富，你们定可以如愿以偿；但如此一来，你们也就卖掉了一份高贵的遗产，毁掉了医师为人类之友这个始终维持得很好的名衔，也扭曲了一个历史悠久的优良传统与受人尊敬的行业！"

（本文作者：刘帅）

（三）《我与地坛》读后感

之一——沟通的重要性

《我与地坛》是史铁生先生在遭受到人生重大打击和变故，经过十五年对人生的思考和选择之后才创作出的一部散文，其中包含了许多他对人生的思考及这段特殊时期在他生命中留下过足迹的人的纪念，是一部不可多得的优秀散文。但作为一名医学生，我在重新阅读这部著作时有了一些不同的思考。

其实，高中时在语文老师的推荐下，我就已经阅读过这部作品了。当时我的注意力和大部分人一样都放在了史铁生先生在经历人生的大起大落后对母亲的愧疚及人生的思考上，对他曾经沉浸在痛苦中无法自拔而错过了身边的美好感到惋惜和同情，也为他能够看淡人生的痛苦而放过自己感到欣慰和高兴。

现在我学习了医患沟通学这门课程之后，重新拿起这本《我与地坛》，从中认识到了一些关于沟通的问题。史铁生先生正值壮年之际双腿残废，从此只能在轮椅上度过余生，这对于一位胸怀大志、满怀抱负的有才青年来说无疑是晴天霹雳。他一蹶不振，每日去地坛思考人生。他的性情也变得低沉苦闷，对他身边最亲近的母亲经常耍小性子。平时总是发了疯似的离开家去地坛，回来后又一言不发。这些性格的改变对于一位有如此经历的才子来说是可以理解的，但文中描写的母亲对于这样的他的态度让我有些疑问：母亲知道有些事不宜问，便犹犹豫豫地想问而始终不敢问。从文中描述的各种细节可以了解到对于儿子的改变，她一直都是理解的，但每次她总是默默地在一旁担心和付出，没有与儿子进行过一次有效的沟通。对于沉浸在痛苦之中的患者，你的关心和照顾的确是必不可少的，但他们在自己的世界里，很难分心去感受他人的关爱。如果当时母亲可以与儿子有一次心与心的沟通，就能在理解儿子的基础上更加了解儿子，可以更好地引导他更快地走出痛苦。显然，史铁生先生花了十五年才慢慢体会到当年的爱，可那时母亲已经不在人世了。

从这里我体会到沟通的重要性，不管是对于病人还是身边的社会关系，有效而良好的沟通能更好地表达我们的情感，更快地达到目的，特别是对于将来要从事临床工作的医学生来说，更应该重视沟通，只有与病人及其家属建立了良好的沟通关系，才能更准确地给出治疗方案，更愉快地进行治疗。

（本文作者：黄旭东）

之二——死亡

作为一个正值二十岁的医学生，我对这本书的感触尤为深刻。我难以确定如果我在风华正茂的年岁，刚准备大展宏图的时候，遇到了和史铁生一样的状况，我是否会从此一蹶不振。那作为一个未来的医生，如果我遇到了这样的病人，我又该怎么开导他们呢？

我相信每一个人如果遇到这样的突发状况，又是在这样如花般的年纪，肯定会不甘，会愤懑，史铁生也是一样。但史铁生也是幸运的，他有关心呵护他的妈妈，还有包容安抚他的地坛。地坛空旷萧条，却是他的心灵港湾。在那里他慢慢平静，慢慢开始思考这突如其来的伤痛除了不甘还能带给他什么。每一个人的生命都不会一帆风顺，有喜悦也有痛苦。对于每一次挫折，我们都要积极地面对，而不是刻意地去躲避。在地坛中，史铁生悟出："人从出生的那一刻起，就已经在逐步走向死亡。"我们无法选择接下来会经历什么，因此我们更应该学会合理安排时间，让自己的生活变得更加充实。史铁生从地坛这个特定的环境中，感悟了人的生死只是上帝或自然法则的一种安排，通过深沉的哲学思考，参透了生命的真谛，完成了一次最艰难的思想飞跃，变得不再畏惧死亡，而是更坦然地迎接死亡这一现实。

作为一个医学生，在读了这本书以后，我真实地感受到了健康的可贵，对于每一个来就诊的病人都应该尽我们的全力去医治，正如医学生誓言——"健康所系，性命相托"。与此同时，史铁生妈妈的内心活动也让我知道，病人的家属在看到至亲逢难，自己却无可奈何的时候内心的痛苦，让我更能理解病患家属的心情。他们也许不理解医生口中的专业名词，但正因如此，他们才更加无助，更加担忧。

（本文作者：赵雅卿）

之三——燃烧的蜡烛

之前读史铁生的《我的遥远的清平湾》一书，便被他的笔风吸引。读他的书，你会发现他的写作同他的人生结合在一起了。他用残缺的身体写出最为健全且丰满的思想，体验的是生命的苦难，表达的却是明朗和欢乐，他睿智的言辞，总会照亮我们的内心。

这本书开篇这样写道："它等待着我的出生，然后又等待着我活到最狂妄的年龄上忽地残废了双腿。"这书便是他的人生。读着追忆母亲的那一段，也让我想起了那看着自己的孩子离开家乡到三千多公里外的地方上学的母亲，和书中是如此相似，但是还好我的母亲尚在。我还留有余地，我应该让自己的母亲骄傲。想把这句话给所有的孩子包括我自己，"千万不要跟母亲来这套倔强，羞涩更不必了，我已经懂得了但是来不及了"。

"命定的局限尽可永在，不屈的挑战却不可须臾或缺。"在命运面前我们是略显无奈的，即使很微小，也不能妄自菲薄。我们大多时候败给的是自己，而不是让我们难堪的人生命运。漫漫人生路上，我们应该学会坚强。

"爱和友谊，要你去建立，要你去亲身投入进去，在你付出的同时你得到。"作为一名医学生，这本书让我更加懂得的是对生命的尊重。对待病症，我们不该对其挑选、心存疑怨，我们要做的是一支燃烧的蜡烛，不仅要解人类之疾苦，更要缓解人们的精神困境。

上帝给我们一条命，何苦老让它受气。

（本文作者：姚静雯）

之四——母亲

老师推荐了好几本书，我随机选了《我与地坛》。看完后觉得《我与地坛》很值得一读，也感受到了母爱的深沉与伟大。

母亲是世界上最伟大的人，母爱如水。儿子的不幸，在母亲那里是加倍的。母亲对儿子是理解和尊重的。她理解儿子在特殊境遇中的烦躁、任性与不懂事，用宽恕、顺从给儿子以尊重，心里却承受着超过儿子百倍的痛苦。她兼有痛苦与惊恐，祈求儿子能好好地活下去。然而，母亲内心的斗争是何等的激烈，可她又确信一个人不能仅仅是活着，儿子得有一条路走向自己的幸福，而这条路呢？没有谁能保证她的儿子最终能找到。母亲是矛盾的。从感情上讲，她不放心儿子到地坛去，那是一个脱离了她视线让她力不能及的地方。"有一回我摇车出了小院，想起了一件什么事又返身回来，看见母亲仍站在原地，还是送我走时的姿势，望着我拐出小院去的那处墙角，对我的回来竟一时没有反应。"从理智上讲，她感到儿子需要地坛，需要一处可以在独处中完成人生再认识的地方。她说："出去活动活动，去地坛看看书，我说这挺好。"母亲的这话实际上是自我安慰，是暗自祷告。所以，她一方面忧心忡忡，一方面深明大义。她需要反复说服自己才能看着儿子隐入地坛。母亲做对了选择，使儿子得以在地坛治愈了心灵，然而母亲却为此押上了她最大的赌注："如果他真的要在园子里出了什么事，这苦难也只好我来承担。"

"谁言寸草心，报得三春晖。""萱草生堂阶，游子行天涯。慈亲倚堂门，不见萱草花。"思念的藤蔓，牢牢缠着的是母爱，因为母爱，无数寂寞的日子里我把寂寞嚼碎，无数孤独的日子里我把孤独嚼碎，就像嚼了沾露夜草的马，变得膘肥体壮。离家八个月了，还有很长时间才可以回家，有点想母亲了。母亲的爱是一种艰难、坚韧而毫不张扬的爱，也正是这种沉默和深厚的爱使作者读懂了母亲，相信很多读者也会受益匪浅。

（本文作者：林元春）

（四）《妞妞》读后感

之一——医生的责任

第一次读《妞妞》还是初三，从老师推荐的书目里看到这个名字，觉得新奇便买来看看。买来也是粗粗地翻了翻，那些有关哲学和辩证的酸涩的文字并没有给我多大启发，也并不能让我感同身受。只是作为父亲的作者笔下的细腻文字，还有这样难忍的苦难，还是让我鼻头一酸。这次从图书馆借来重新翻看，确实有了很多新的感受。现在的我，不再局限于书中的故事内容，开始真正思考起来。

如果当初雨儿没有发烧，如果当初第一次带雨儿去问诊的医生愿意接诊，如果那个医学博士没有私自给孕妇拍太多 X 光的片子，那么这个悲剧是不是可以避免呢？这个生活在世界一角的小家庭是否会像普通家庭一样幸福快乐呢？书页上单薄的几句描述，很难清楚为何初诊的那个女医生不愿意给雨儿看病而且态度恶劣，也不明白为什么在挂号前不先询问咨询台，也始终想不明白，一个医学博士怎么会不明白、不清楚孕妇需要尽可能避免 X 光的辐射，避免对胎儿造成影响。

作为未来的医生，我可能会在每天大量的接诊中逐渐地丢掉一些耐心，但是我会尽力去为病人除去病痛，为他们守护健康。对于医学这个专业来说，学历固然重要，但它始终只是一块敲门砖，临床的经验在接诊的过程中也显得尤其重要。医生，作为责任最重也最不容出错的职业之一，每一个行为都有可能影响患者一生。我们既是从送子鸟嘴里接走新生儿的使者，也是安抚徘徊在死亡边缘的安慰者，更是拯救者。希望世间能减少医疗事故，减少痛苦，让我们做自己所能做，尽自己的职责吧！

（本文作者：方莹莹）

之二——痛苦的选择

生命就像一只神秘的小舟，从一片不可知的神秘海域而来，载着神秘的宝藏，经历漫长的漂流，最终靠岸停泊。妞妞就像一只小舟，短暂地停泊后便离开了。

妞妞出生时很漂亮，让初为父亲的周国平感到了小生命的美丽。但没过多久，妞妞便被诊断为多发性视网膜母细胞瘤，让原本幸福的家庭坠入黑暗。父亲守着他的妞妞，一次次地祈祷，一次次地寻找是什么杀死了他的妞妞。多发性视网膜母细胞瘤是一种发病率仅为一万两千分之一的绝症，但这万分之一的厄运偏偏落在可爱的妞妞身上，到底为什么？终于他找到了，他说妞妞是被一系列人性的弱点杀死的，她是被供在人性祭坛上的一个无辜的牺牲品。是啊，妞妞是无辜的，要是雨儿的表妹没有把感冒传染给怀孕五个月的雨儿，要是四川姑娘没有打来不合时宜的电话，要是雨儿和他互相宽容并不为此赌气，要是她送急诊不是遇到那个蛮横的女医生因而延误治疗，要是医学博士没有一再用X光给她做不必要的检查……只要其中一个"要是"成立，也许妞妞就不会患上绝症，妞妞和爱她的那个家庭的生活就会完全不一样了。这是一个父亲的呐喊。妞妞的命运为何如此？为何给了他初为人父的惊喜，却要留给他无边无际的思念？

妞妞的一颦一笑、一举一动在父亲眼里都那么的珍贵，在妞妞熟睡时，看着孩子的睡颜，心中是万般的不舍和心疼，眼泪不知何时已悄然流下。随着妞妞慢慢长大，妞妞的眼睛的病加重了，"亮亮"是爸爸能给妞妞唯一的色彩。在妞妞一岁多时病情开始恶化，妞妞开始感到疼痛，眼睛再也看不到"亮亮"。脑袋里总有坏东西让妞妞疼，每次妞妞感到疼痛时就说"磕着了""要抱抱"，然后用自己的小手捂着疼的地方，对着爸爸妈妈笑。她可知看着她的笑，爸爸妈妈的心中有多痛苦。

她是那么小，那么懂事，懂事得让我感到很心疼，那么可爱懂事的妞妞却注定了早夭的命运。爸爸妈妈一定很痛苦，看到那么懂事乖巧的女儿受苦，自己却无能为力。原来希望陪着她快快乐乐地生活，不想妞妞因为化疗变得不开心，现在只想把她留下来，不管什么办法，只要能延长她的生命。

看到妞妞因为疾病痛苦的样子，看到她小小的身子承受着那么大的痛苦，无力地躺在床上，等待着死亡的到来。看着自己的孩子被病魔折磨，做家长的心里该有多痛，才一岁半的妞妞，为什么要经历这种痛苦；看着自己的孩子被病魔折磨，他们不忍心再让孩子受苦，他们做了一个决定。对不起，孩子，爸爸妈妈放手了。眼睁睁看着自己的孩子渐渐地闭上了双眼，他们的心里其实是有很多的无奈和痛苦的，但是看着孩子那么痛苦，他们选择了放手。希望妞妞能在另外一个世界过得开心，在另外一个世界里没有疾病，能看到五颜六色的世界。

看完这本书的时候，感到很压抑，我在想，如果以后我遇到这样的病人，我是希望他延长生命，还是希望他快快乐乐地活完剩下的日子。在这个世界里，每天都有人在抱怨自己生活的劳累，抱怨这些和那些让他烦恼的事情，却不知这世界上有些人的生命只剩下几个月甚至几天。希望每个人都能珍惜自己身边的人，珍惜现在的每一分、每一秒。多陪陪自己在乎的人，去做些开心的事，不要让自己后悔。

（本文作者：王新宇）

之三——妞妞的出生、治疗、病故

一个父亲守着他注定要夭折的孩子，这种场景虽异乎寻常，却令人心碎地发生了。妞妞——那个不幸而又幸福的女儿，在来到这个陌生的世界五百六十二天后，带着对这个世界的依恋和渴望，带着父母加倍的宠爱，在父亲一次次绝望的祈祷中，悄悄地走了。多发性视网膜母细胞瘤是一种发病率仅为一万两千分之一的绝症，但这万分之一的厄运偏偏落在可爱的妞妞身上，成了这个不幸家庭在劫难逃的百分之百。

不管我们愿不愿意，世界上是存在绝望这种东西的！

妞妞出生后不久就被诊断患有绝症，带着这绝症极可爱也极可怜地度过了短短的一年半时间。在这本书中，周国平写下了女儿妞妞的可爱和可怜，他和妻子在死亡阴影笼罩下抚育女儿的爱哀交加的心境，在摇篮旁兼墓畔的思考。对于作者夫妇来说，妞妞的故事是他们生命中最美丽也最悲惨的故事。

一岁半的妞妞，摇着她的小手，轻轻地叹了一口气，停止了呼吸，离开了这个世界。至情至性的周国平却用他的笔留住了和妞妞相处的五百六十二个日日夜夜。

这不是一本书，而是一个父亲用感情的一砖一瓦垒筑起来的一座坟！周国平是一个哲学家，更是一个父亲，一个爱孩子胜过一切哲学的父亲。

这本书全篇都用细腻普通却又感人的话语阐述一个父亲对孩子真挚的爱，用死亡来折磨一个父亲。能够将这份心路历程写出来，也需要不平凡的勇气。孩子是降落在凡间的天使，珍惜和天使共度的每一天。

（本文作者：李静）

（五）《死亡如此多情》读后感

之一——多情的死亡

这本书的内容很好地印证了书名——《死亡如此多情》。起初看到书名觉得不大妥当，看完以后，死亡的确是多情的。书中120余篇文章，由医护人员叙述自己的亲身经历，讲述自己从医过程中的所见、所闻、所感。每一篇，都能触动我们的心灵。

生存还是死亡，这是一个问题。故事中的病人面对死亡，有人恐慌，有人平静，有人想能多活一天是一天，有人想有尊严地死去。而在医院，病人往往不能决定自己是否继续治疗，做决策的是病人家属。就像书中，有些病人只要坚持治疗就可以获得康复，可高昂的治疗费用使家属不得不选择停止治疗，我们不能感同身受地理解家属艰难地选择放弃后的心痛与愧疚，也不能理解病人被放弃以后只能听天由命的绝望。而有些人，治疗只是维持他们最基本的生命活动，每天靠着呼吸机维持生命，身体插满了各种管子，只要拔去呼吸机，他们的生命就会走向衰竭。令人记忆深刻的是一个化学教授，在病床上尽力告诉医生"让我走吧"，可家属要求继续治疗，在生命的最后一段时间，老教授应该过得极为痛苦吧。我们不能站在自己的角度去评判他们做的是对还是错，只能从他们身上看出点什么，学到点什么，然后知道自己以后需要做到什么。

人虽然不能选择自己的出生，但死亡确实可以选择。我不奢求"生如夏花之绚烂"，我只希望"死如秋叶之静美"。生命需要尊重，我们应尊重他们的选择。

（本文作者：杨亚楠）

之二——珍惜

最近有幸读了一本书，书名叫作《死亡如此多情》。这是一部由百余位医护人员共同完成的感人至深的文学作品，书中讲述了不同年龄、不同职业、不同性格的人面临死亡时的不同表现。每一个故事看似平凡，却不禁让人潸然泪下。书中的病人在面临死亡时，有人平静，有人恐慌；有的怨天尤人，有的充满感激。书中的家属有的充满无奈，有的怒火中烧，有的悲痛欲绝，有的平静如水。而对于每一位陈述者，最多的只有无奈。在死亡面前，最能看出一个人的心境、修养。

书中的一个段落让我印象颇深："'诊断时专家说我还有三个月，我觉得自己还能撑一阵，孩子们都忙，我想晚点让他们知道。'看见我没有说话，他又赶紧说：'我现在就是晚上憋得心烦，不想一个人在家，如果不行，我就再晚点过来住院？'"这是一位生命不足三个月的肺癌晚期患者，孤身一人来到医院，当我看到他说想让孩子们晚点知道这句话时，我的第一反应是他不想让他的子女最后落得人财两空，如果他的子女过来，决定的权利可能就不只是他一个人的了。笔下的平静在我看来更多的是无奈，上一秒闭上的眼睛可能在下一秒就无法睁开。他能够安排许多事情，却安排不了自己的生命，无法让自己的生命继续延续下去。疾病无情，但它让我看到了这位患者在面对疾病时的坦然。生命既是一次机遇，也是走向死亡的必然过程。面对死亡，也许正视是最好的方法，正视死亡才能够重视生命的珍贵。我不由想起"向死而生"四个字：人们不是一步步走向还在远处尚未到场的死亡，而是在我们"走向"本身中，死亡已经在场；或者说，向死而生的"向"，实质上就是死亡的存在本身的显现，人始终以向死而生的方式存在着。这是在查阅资料后获得的解释，但我依然只能读懂字面意思——死亡并不存在于终点，而存在于过程中，这个过程即我们每一个人的生命历程。

我们在生活中，重心总是会失衡，或是偏向于学业，或是偏向于事业，对应的代价是忽视了珍贵的东西，或是亲情，或是友谊。我们来到世界上并不是只为奋斗，更重要的是为了维系离自己最近却最容易疏忽的东西。

（本文作者：徐心悦）

之三——面对死亡

"死是一件无论怎样耽搁都不会错过的事……死是必然会降临的一个节日。"受史铁生这句话的影响，我对死亡一直都是这个态度。但当我拿到这本书看到标题时心中首先升起的是一个疑问：死亡，为何多情？

死亡对于我们来说大多只有伤心和痛苦，但为何说它多情？带着这个想法我开始阅读这本书。这本书分为四个部分，里面的每个故事都是由临床医生亲口描述的，分别为：选择、爱与情、医患、坦然面对。其中最让我印象深刻的是选择，里面描述了病人、病人家属、医生面对严重病情时所做的选择，写出了现实，写出了无奈。

那些忍受着没有期限的疼痛、住在 ICU 里插着气管见不到亲人的病人，往往只是因为家属的强烈央求，残喘地活着，不能动弹，不能说话，勉强地维持着生命；相反地，那些有希望治愈的病人，因为家庭条件的限制，最终只能放弃治疗回家养病，等待着死亡的来临。病人对自己的治疗的选择往往不仅是他自己的选择，还有家人、环境，等等。同时医生也在做出选择，医生看着这些无法医治的病人时也希望尊重病人的意愿，让他体面地死去；看着有希望获得痊愈的病人时，也希望其能坚持治疗。但是医生不能按照自己的想法来，也不能替病人做出选择。每次看到这些选择的时候，医生心里同样备受煎熬。

我不禁想起了我以后的生涯，作为一名临床专业的学生，如果我遇到了这样的事情我会如何去做？强力地制止病人？积极地伸出自己的援手？还是眼睁睁地在一旁看着？我想我不会袖手旁观，因为我是一名医生，医者仁心，也许我所做的努力不能成功，但是自己起码要试一试，少留一点遗憾，因为每个生命都应该得到应有的尊重。

读完这本书后，我明白了为何死亡会多情，因为它包含了太多，在现在的这个社会，个人的死亡不单单是一人的事情，还牵扯到家庭、朋友以及周围的一切，而这一切，让死亡变得多情起来。

（本文作者：崔志杰）

（六）《大医院小医师》读后感

我利用假期空余时间读了老师推荐的书——《大医院小医师》。这本书的作者是侯文咏，台湾嘉义县人，台大医学博士。专职写作，兼任台北医学大学医学人文研究所副教授，万芳医院、台大医院麻醉科主治医师。这本书主要讲述的是侯文咏最初作为一名实习医生的时候在医院里发生的点点滴滴，真实又诙谐幽默，是不可多得的好书。有人这样评价这本书："将细节播种在故事需要的土壤里，让它们顺着故事的肌理生长，这才是侯文咏的过人之处。"而令我感到深深震撼的是侯文咏将当时的社会通过他——一个初入职场的实习生的经历呈现在读者面前，使人读了以后不禁充满对病人的怜爱，容易引起我们对生活和周围环境深深的思考。

书中有很多让人捧腹大笑的情节，也有许多充满正能量的地方。比如"铁钉人"，首先，他是以身上挂了点滴、输血袋、氧气罩、导尿管以及监视器的形象出现的，生命岌岌可危。接着是作者对"铁钉人"的回忆，因为他没有亲戚和朋友，便生吞钉子来到医院，就为了能和医生们聊聊天。读到这里真是觉得跟他比起来自己好幸福，每天吃好喝好，还有一群玩得很好的朋友，不至于让自己陷入孤独的境地。经过文中作者的引导，他终于出院，并且答应再也不生吞钉子了。令人没想到的是他为了让一名开放性肺结核病人好好做治疗，不顾生命危险去跟病人接触，最后那个病人感动了，与他成了最好的朋友。作者回忆到此，便看见之前肺结核病人用歇斯底里的声音对"铁钉人"喊道："铁钉人！"

读完此书，我的感受是天下比我不幸的人多了，当我们遇到困难时，首先不要想着去逃避它，而是去面对它。"铁钉人"用自己的生命与犯罪分子做了一场搏斗，祝愿他能够好人长命百岁。从"铁钉人"的身上我看到了即使是"草根"，也有一颗无私奉献的心，让世界变得不再那么冷酷与残忍，因为他们的存在，增添的不只是光亮，更是温暖。

（本文作者：方玉林）

（七）《白色巨塔》读后感

今天我要给大家推荐的是山崎丰子的名作《白色巨塔》。该作品最早于1963年在一本有名的周刊上连载，是山崎丰子的代表作品。小说主要讲述的是浪速大学附属医院的东教授即将退休，财前五郎副教授对教授之位垂涎已久。为了实现自己成为第一外科教授的理想，他开始排挤自己的恩师东教授，并借助自己岳父的人脉不择手段，最终战胜了东教授的推荐人，成了正教授。过了没多久，他就因为自大，失去了作为一名医生应该有的谦逊，最终导致了佐佐木的医疗事故，被患者家属告上法庭。尽管他动用了各种关系，结果还是以失败告终。最终财前在败诉和癌症的打击下离开了人世。

小说中财前出自寒门，小学时他的父亲意外死亡，从初中、高中到大学，他都是靠着母亲微薄的工钱和自己的奖学金度日。他是一个有理想并且对于医学十分热爱的人。在学校他苦心攻读，有着精湛的技术和极为敏锐的判断力，年轻的时候已经成为副教授。不过在东教授退位之前，他便按捺不住自己，许多小事总与东教授作对。正式成为教授之后，他就变得高傲自负，对佐佐木的病情仅仅依据两张 X 光片进行判断，手术之后因为自己要进行学术交流会便不太过多地询问病人的术后反应。当主治医生柳原对病人术后得肺炎有疑惑时，他依然草率地回答，却没想到病人最终因为他的疏忽患上癌症去世。发生这件事故的一个原因是财前的自负，他失去了一个医生本该有的谦虚，对别人的异议置之不理，目中无人；另一个原因是日本有着森严的等级制度，也就是主治医师不敢也不能向教授提出任何质疑。

这部小说中还有一个人物叫里见，他为人正直，淡泊名利，医术超群，最后他一直坚持帮助病人佐佐木打赢了这场官司。里见和财前是两种截然不同的人物，一个善良正义，一个野心勃勃。我认为，无论何时，作为一名医学工作者，都要有认真严谨的态度和谦逊的品质，要坚定自己的内心，不能让社会把我们做人最基本的纯真善良吞噬。

（本文作者：张静）

第三节　优秀影视作品鉴赏活动

优秀影视作品鉴赏活动是体验感悟阶段的重要形式。

一、背景

医学中蕴含着源远流长的人文理念和人本思想。但是，随着医学的进步，医学教育研究把重心更多地放在与疾病的对抗方面，更多考虑的是如何维持人的生命，却忽略了提升病人生活质量的问题。在医学教育领域，为迎合社会"高度专业化""技术化"医学人才的需求，往往容易忽略对医学生人文精神的培养。融合专业课的医患沟通学，构建以人为本、以人为中心的医学人文教育体系，是培养医学生人文素养的可行之路。

优秀影视作品有着生动形象的视觉信息、跌宕起伏的情节设计，从人性及生命文化等各个角度以艺术手段塑造了坚韧不拔、热爱生命的人物形象。优秀影视人物能以"润物细无声"的方式帮助观影者培养良好的医学人文素养。针对这一理念，教研室教师开展鉴赏影视作品的实践活动，将观影反思作为医学生医学人文素养培育的重要途径，帮助医学生体验人生百态，增强移情能力。优秀影视作品鉴赏活动以丰富的信息和独特的教育价值，融入医患沟通学课程的人文素养培育的实践工作中。

二、影视鉴赏融入医学人文素质教育的途径

（一）优选影视作品，严把输入环节

影视作品因其声画结合、动静相辅的特点，往往比一般的文字作品更形象，比生硬的说教更生动、更富于教育效果。通过影视教育对学生进行

医学人文教育，教师应严把输入环节，根据教学内容精选优秀影视作品，做好高质量的输入。如电影《当幸福来敲门》中塑造的克里斯，他遭遇失业、丢失物品、无家可归等困境，但信念坚定、积极乐观、不屈不挠，最后终于战胜困难，完成自己人生的飞跃；《急诊室医生》展示了急诊室医生们的工作、生活和学习，他们为了医疗事业，不辞辛劳，虽然他们也碰到挫折，也被病人误解，但他们以高尚的道德与高明的医术不断创造着一个个挽救生命的动人故事。这些作品不仅让医学生近距离地理解医护人员的工作场景和日常生活，也展示了临床急诊科急救场景，成为医学生联系课堂理论和临床实践的桥梁。

（二）鉴赏观影，讨论反思

医学教育者在教学过程中需要培养医学生"以人为本"的理念，重视"人"的个体属性和内心世界，强调重构生命的意义。影视鉴赏活动实现了课堂内外相结合，能力与素养相融合的教改思路。课堂上安排影片经典片段回顾，针对沟通亮点进行理论分析，引导学生感悟其中的人文思想。设计电影配音、困难病人心理分析等小组实践任务；课下完成观影反思，分析、辨析、评论片中涉及的沟通技巧和人文元素。

以电视剧《心术》为例，影片中有一位平时高傲冷漠的顾医生，患了恶性肿瘤后其身份由医生变成了病人，这一改变彻底颠覆了他的人生态度，与病人的关系也有了极大改善。观看此片段后，提出问题"医患关系紧张的影响因素是什么，如何从病人的角度去思考"等，并组织课堂讨论。这种授课形式不仅有助于培养学生的辩证思维能力，而且可以帮助学生树立正确的职业观和价值观。课后在教学平台发布作业，以医生和病人的双重视角分析医患冲突。

2018年上映的《我不是药神》不仅引发了社会热议，也引发了医学生对于医师责任的思考。近年来广受欢迎的《心术》《外科风云》等优秀影视作品均是影视鉴赏的推荐影片。学生们对相关的医患沟通问题讨论热烈，如：①影片《我不是药神》反映了看病贵的社会问题，我们身为医学生应该如何正确看待这个问题。②情感是人类伟大力量的源泉之一，电视剧《外科风云》中有一个片段：医生为拒绝手术的病人家属绘制人体结构图，通过类比的方法耐心解释，最终医患携手共抗疾病。身为医学生如何取得病人的合作，如何与病人"共情"。③在现代医院管理中，除了预约诊疗、诊间结算等，如何进一步优化医疗服务模式，以解决门诊工作"两长一短"（挂号排队长、候诊时间长、诊疗时间短）问题。

（三）不断实践，提高人文素养

医疗影视作品与传统讲授法最大的差异在于，医疗影视作品能够真实全面再现医疗现场，以人物对白设计、动态画面及情景设计等相关内容将多途径的信息全面地传递给医学生，不仅能够加强对学生的感官刺激，同时也能帮助学生获得感性的体验，激发职业使命中所蕴含的人性力量，同时也可以提高学生的耐挫能力。

如《外科风云》影视剧中所讲述的就是心胸外科医护人员的临床故事，剧中展现了在临床医务人员面对"救与不救"时的艰难抉择，了解判断"诊治决策正确与错误"的道德困境。医学生通过观看片中精彩的医患沟通故事，身临其境地感受病人的苦痛和医务人员的无奈。这些都能激发医学生强烈的情感体验，触动学生的心灵，使医学生深刻领悟医学人文思想。

（四）师生合作，推动医学人文素养入脑入心

建构主义理论认为，学习不能仅靠教师的传授来完成，而是需要学习者在相应的教学情境中，借助教学者及其他学习伙伴共同合作完成的。根据此理论，医患沟通学课程在教学实践中，致力于营造参与式课堂，设计课堂医患沟通话题讨论、小组评价等，将培养医学生人文素养融入医患沟通学课程教学中。

医患沟通学课程最大的亮点是建立师生共同合作探索知识的课堂，学生是课堂的教学主体，教师是课堂教学的设计者、组织者、引导者。教师

为培养学生的积极性，在课堂上安排观赏医疗影视作品片段，提出问题引导学生讨论，并穿插优秀影视作品配音、优秀反思作品展示等，充分激发学生的学习兴趣，发挥学生的思维主动性、实践主动性，提高医学生的医患沟通能力，推动医学人文素质入脑入心。

三、优秀影视作品鉴赏的意义

医患沟通学课程的影视鉴赏活动，在沟通理论中有机融入了医德教育、价值观教育，实现了寓教于乐的良好效果。石河子大学的医患沟通学课程引入影视鉴赏活动已有三年，活动惠及两个专业两千余名学生，并逐渐推广至其他医学专业。借助影视鉴赏活动，通过观影、鉴影、练习、反思等多种教育教学方式和环节，医学生自主学习能力提升，主动学习临床医学、传播学、语言学等知识，培养了良好医德和正确价值观。本活动对培养扎根基层，服务于区域医疗卫生事业发展，具有坚定政治立场和德、智、体、美、劳全面发展的医学人才具有重要意义。

四、学生观影反思

（一）《入殓师》观影反思作品

之一——职业与梦想

入殓师这一职业是我们现实生活中很少去接触的职业，影片以一名入殓师新手的视角讲述了日本入殓师的生活，去观察各种各样的死亡，凝视围绕在逝者周围的充满爱意的人们。影片男主角小林大悟本是一乐团的大提琴演奏者，却因乐团的解散被迫放弃梦想、放弃大提琴。小林曾说过："我打算迎来人生最大的转折点，但卖掉大提琴时，很不可思议，觉得很轻松。觉得被一直以来的束缚解放了。自己以前坚信不疑的梦想，可能根本不是梦想。"当小林卖掉大提琴时，他发现现实的残酷束缚了他的内心。

而回到乡下，则是挣脱这一束缚重要的一步。在乡下，他遇到了那位帮他"解锁"的社长——一位入殓师，从误打误撞到全身心投入至忘我的境界，小林从此开始了帮助别人踏上最终旅行的工作。

死亡原本是我们不太愿意触及的话题，但该片偏偏以死亡这一话题为主线展开，让我们看到在生与死的残酷之下，更多的是人性的温暖；在面对死亡的一刻，人们对死者的不舍、怨悔、留恋、误解都随着一场庄重的入殓仪式归于平静。原来人在生命的最后一程也可以被如此温柔对待，原来人在死后也可以这样安详、这样宁静，就像影片中所说的："生如夏花般灿烂，死如秋叶般静美。死亡也可诠释得如此自然和美丽。"入殓师所需要的不仅是拥有平静宽阔的心，更重要的是对生命的尊重，让已经冰冷的人重新焕发生机，给他永恒的美丽。静谧，所有的举动都如此美丽。入殓师擦面、更衣、梳头、化妆，每一步都做得尽善尽美，用小林的话讲就是：要温柔。把死者最美好的容颜留在最后一刻，使之有尊严地离开。影片中一位火葬师说道："死亡可能是一道门，逝去并不是终结，而是超越，走下一程，正如门一样。我作为看门人，在这里送走了很多人。说着，路上小心，总会再见的。"

这些与死亡密切接触的人，是最值得尊敬的人，见过了那么多人世间的分离，他们并没有变得冷漠无情，而是更加透彻地领悟生命。当生命终结，一切感情与纠结都会随着生命的逝去而化为灰烬。平日里疲于奔劳的我们，不妨多一颗宽容的心，多一丝理解。

（本文作者：韩涛）

之二——尊重

影片中主人公小林在自己的大提琴梦想之路上曲折难行，便无意中进入了入殓师的行业。刚开始他对这个行业还有些抵触，但是在佐佐木先生的带领下，他逐渐体会到了这个职业的神圣的地方，就是让挚爱的亲人与逝者分离时能见到他们最美丽的一面。而他妻子美香在得知他的这个职业情况后，因为接受不了这个职业和周遭人的议论，在劝小林辞职无果后也离开他回了娘家。小林在这期间都会以拉大提琴的方式来诉说自己的悲伤，但这更使他增加了对这份职业的理解。

当小林操办澡堂大婶的后事时，他的职业得到了他的妻子和其他人的认可。影片看似说不同的死，但其实更是提醒生者，不惧死亡，才能更好地生。

影片中小林的妻子美香在小林无助难过时总能及时地给予他鼓励和信心，善解人意，能一直陪伴在他身边，还是很令人欣慰的。

如果说公平地看待各种职业是入殓师所要表达的一个重要因素，那么对于亲情的重视则是这部电影想要表达的另一个思想。或许这个世界上有你憎恨的人，这个人还很可能是你的亲人，因为越是亲密的人，人们越会无意识对他提出更高的要求。小林的父亲在小林六岁的时候离开了他，不知缘由，而且从来没有找过他。小林恨父亲，当小林知道父亲去世的消息时，认为父亲和自己已经没有任何关系了，不愿意去领父亲的遗体。无论身边的人怎么劝说他，他都不想听。如果他的职业不是入殓师，那么这件事就这样结束了。但是因为入殓师这个职业，他更知道了尊重死者，对于一个陌生死者，他都会认真沉稳地工作，替死者化妆、摆好姿势，让死者留下最灿烂的一面。父亲虽然离开了自己，可是他已经去世了，对于已逝之人的尊重让他决定入殓自己的生父。

如果不是入殓师这个职业，小林不会去领父亲的遗体；如果不是入殓师这个职业，小林更不可能在为父亲摆姿势的时候发现父亲手中攥着的那颗石头。那是父亲和他的约定。看到那颗石头，小林哭了，他一直只知道父亲弃他而去，但是他没有想到，即使父亲弃他而去，仍然不忘和他的约定。这就是亲情。

（本文作者：唐文霞）

之三——死亡

"死亡可能是一道门，逝去并不是终结，而是超越，走下一程，正如门一样。我作为看门人（火葬师），在这里送走了很多人。"这句台词出自日本电影《入殓师》，一部将死亡诠释得温情而又自然的电影。

《入殓师》改编自日本作家青木新门的小说《纳棺夫日记》，讲述了日本入殓师的生活日常。影片以一位入殓师新手的视角观察各种各样的死亡，凝视围绕在逝者周围充满爱意的人们。

影片的主题直面死亡，无疑是沉重的，入殓师这个职业本身就充满神秘而庄重的色彩，但片子一直以暖色调为主，所有的入殓仪式全部都是暖色调的橘色，用东方传统的黄色系衬托出入殓仪式的神圣。影片的剪辑节奏也比较缓慢，带着不急不慢的步调，更有利于影片主题——生命与死亡的表达。

在我看来，死亡一方面是指人机体生理性的死亡，由医生判定失去生命体征；另一方面一个人的死亡也代表着他的时间的停止，他无法在世界上创造出新的时间，无法再次留下属于他的印记。世事无常，人们不知道什么时候因为什么事情就会离开这个世界，无论是否带着遗憾。我想，死亡大概就是最后的终点了吧。

但是《入殓师》讲述了另一种可能，死亡也是一种开始。影片的台词很少，更多的时候是用镜头告诉观众导演想说的，给了观众更多的思考空间。比如说在女主角美香无法理解大悟的职业愤然离开之后，影片没有让大悟用旁白和台词来表达自己对入殓师这个职业的理解，而是笑着送别奶奶一家。

非常喜欢男主角在工作时的那种专注而执着的眼神，那是对死者的尊重，也是对死者的告慰。敬佩这个世上有这样一群人以自己特殊的方式，怀着温柔的情感，让已经冰冷的人重焕生机，给他永恒的美丽。影片中总是出现与死亡相关的情景，却一直伴随着低沉悠扬的大提琴声，带着宁静的调子，展开的是平稳柔软的安宁，这与浓烈的悲伤并无关联，又何来恐惧？

看完《入殓师》后心情变得平静，不再有对生死的惘然，只感觉到人与人之间默默流淌的温情与爱意，主人公的坚强，对生命的理解……让我们直面未知的未来，勇往直前。

（本文作者：郑哲）

之四——震撼

电影《入殓师》讲述的是一名大提琴师放弃大提琴后偶然地应聘上入殓师后的一段经历，男主人公小林大悟从误打误撞当了入殓师时的脆弱与抗拒到最后对这个职业的忘我投入都深深地震撼了我。

主人公小林大悟从小练习大提琴并乐在其中，但不幸的是，他所在的乐团被迫解散，他不得不最终选择放弃大提琴，并在妻子的陪伴下回到了乡村老家。有一天在吃晚饭时，小林大悟看到了一则不需要任何工作经历的招聘广告，第二天便高兴地去应聘，原以为是一家旅游公司，出乎意料地得知是做入殓师，迫于生计，小林大悟成了一名入殓师。他默默地工作，没有告诉任何人他的职业，包括他的妻子。第一份任务很快来临了，是要为死了几天的人入殓。步入死者房间时迎面扑来的恶臭，桌子上生虫的面包，以及死者腐烂的身体，所有场景都残酷地打击着他并加深了他对入殓师这个职业的抗拒。第一次处理完尸体回到家，小林大悟面对饭桌上的菜呕吐反胃，深夜又想起了母亲和模糊的父亲的脸，他认为自己做这份职业也许是为当初没赶来母亲的葬礼而赎罪。大提琴声在乡村的深夜响起，温柔而忧郁的琴声将小林大悟的内心情感渲染得淋漓尽致。之后，电影中不厌其烦地展现了许多关于死者入殓的过程。随着电影情节的发展，我对小林大悟坚持做入殓师也从疑惑到理解，甚至尊重入殓师这个职业。当小林大悟专注地擦拭死者身体时，当社长耐心地征求死者家属化男妆还是女妆时，当家人在死者脸上留下一个个爱的唇印时，当澡堂老板被火化时平田说出"后会有期"时，我感受到了所有人物的真诚与不舍。

电影中有一句话是"死亡不过是一扇门"，而入殓师就是为死者打开这扇门，把每位死者打扮漂亮，让他们尽量完美地离开的人。

入殓就如电影中屡屡响起的大提琴声一样温柔而庄重，忧郁而平静，入殓师在音乐中为死者开启了一段新的旅程。

（本文作者：常鑫鑫）

之五——我思故我在

"死并非生的对立面，而作为生的一部分永存。"

这句话我没觉得它错，也没觉得它对，只是觉得说这句话的人很乐观，很豁达。我没那么豁达潇洒，我是一个很怕死亡的人。

可能是生命太过于美好了吧。活着很美好，阳光、空气，水，繁忙真实的生活。若是死，好像一切就真的没有了。

死亡是入殓师的主要话题，死亡无可避免，不可回避。死亡并不可怕，重要的是在面临死亡时勇于走出来，更珍惜以后的生活，更珍视处处存在的风景，更珍爱那些爱自己和自己爱的人们。

入殓师每天和死亡打交道，往往让那些对死亡持有恐惧的人们误解。在看惯了这么多生死离别之后，得到的不应该是麻木，不应该是痛苦，而应该是一种责任，是一种奉献。他们不应被人误解，他们没做过什么错事，也对得起自己的良心。

亲情、友情、爱情，永远不要等逝去了才去珍惜。如果一个人真的不被世上的任何一个人想念的话，那么他就真的算是消逝了。无人牵挂，也无人想起。

我思故我在，我在故我思，你思故我在，你在故我思。这样，死即永生。

（本文作者：邓浩）

之六——温柔对待死亡

死亡，是一个令人抗拒却又避免不了的话题。大多数人，畏惧于自己死亡，悲伤于他人死亡。

我曾经认为葬礼没有人情味，冷冰冰。直到看了《入殓师》，我才发现，原来死亡可以被这样温柔对待。

入殓师是一个高尚的职业。小林大悟仔细地为逝者擦拭身体，通过他的双手，将尊严还给死者，完成了一个生者与死者优雅告别的仪式。就如同遗体火化师所说的，死亡是一道门，逝去并不是终结，而是走向下一程。

全剧有各式各样的离别，最让我感动的一个，是小林大悟为他的父亲入殓。他的父亲抛弃了他30年，他是恨的，为父亲入殓，是妻子劝说的。

然而在他发现父亲手中紧握的，是小时候与他交换的小小的石头之后，他先仔细看了看父亲的脸，然后认真地给父亲擦拭、化妆，眼泪无法控制地流了下来。化妆之后，他再次认真地端详着父亲的脸，记忆里的那张模糊的脸逐渐清晰，是笑得非常温暖的父亲。

感谢有这样一部电影，让我知道，有那么一群人在庄严地送别生命，他们温柔地对待死亡，他们是这世界给予逝者最后的温柔的人。

（本文作者：苗辉）

（二）《我不是药神》观影反思作品

之一——荒诞的真实

这部电影一上映就吸引了我，一方面因为自己是医学生，另一方面因为医疗题材的荧幕大片实在不多。尽管一开始期望不大，结果却是令人惊喜的。

一个平凡的底层人——主人公程勇靠着倒卖印度神油勉强维系着生活，现在的他家庭事业两贫瘠，老婆要变前妻，儿子可能要被带走，老父亲神志不清卧病在床，自己倒卖保健品的店因交不起房租被迫关门。整日邋里邋遢地在店里溜达，身患重病的吕受益找他倒卖印度格列宁时，胆小怕事的他果断拒绝并连忙轰走了对方。这样一个自私自利的人为了给父亲筹集医药费走上了贩卖印度药的道路。

程勇通过与印度格列宁工厂老板签订协议，倒卖药品，赚取中间的巨额差价。虽然这时一些病人很感谢他，称他为"药神"，但真正让我觉得他担得起这个称号的是为了帮助更多的人，他倒贴药钱，走上了一条极其危险的路。警方在调查时，一位老奶奶哭着诉说自己的处境："房子吃没了，家人被我吃垮了，现在好不容易有了便宜药，谁家能不遇上个病人，你就能保证你一辈子不生病？"那些身患重病者，他们在生死边际苟且偷生，为了生的希望，可以付出自己的一切，他们眼中有光，那是对明天的向往。

忘不了吕受益饱受身心痛苦但面对儿子露出的慈爱幸福的微笑，忘不

· 127 ·

了程勇被送入监狱时众多白血病患者的送行。

"这个世界的荒诞在于，越贴近真实，真实越荒诞。"

即使医疗保险和社保已经普及，但一些药价仍居高不下，穷人吃不起药，普通家庭吃到家破人亡，那些人说，世上只有一种病，穷病。那些急需救治的人，他们躲在城市的某个阴暗闭塞的角落里，蜷缩着给予自己温暖，期待着明天的第一缕阳光。医疗保障药物的广泛覆盖是一个逐步发展的过程，我们所能做的是给予温暖和希望，争取让更多的人得到所需要的治疗。

（本文作者：宋思思）

之二——阳光下的阴霾

"这世界上只有一种病，那就是穷病。""有些病，只落得个人财两空。命就是钱，钱也是命。"精悍的台词，令人久久难以释怀。专利是推动科学发展的良药，但在人命面前，专利似乎又成了人与人之间的相互为难。影片中，特效药的代理商成为唯一的反派，背下了"吃人"的恶名。但在现实中，又能把这责任归咎于谁？

诺华公司耗费十余年，直接投资50余亿美元，而仿制药直接跳过了这个最费钱的流程。药物的昂贵从来不在于生产成本，而是研发成本。从无到有与照葫芦画瓢，高下立判。当然，导演者不可能完全中立，矛头也终有所指。但对于观者，影片所要传达的又是什么？

在钱面前，你可以做任何事；在命面前，我愿意付出所有的钱。对于那些吃不起药的人来说，结局只有在家中等死。吕受益于绝望之时因为孩子重燃生的欲望，化疗的痛难以忍受，他咬牙；天价的救命药，他不愿成为负担。"看到他的第一眼我就不想死了。"吕受益因爱而求生，却又因爱而弃世。诚然，程勇做的是违法的事，法律着实维护了绝大多数人的利益，但生命，应更加珍惜。正如同"黄毛"死后，程勇把曹斌按在墙上震耳欲聋地呼喊："他只是想活啊！想活有错吗！"没有回复，只是无言。

所幸，影片的结局给予了一丝曙光，医保项目的改革，救命药纳入医保范畴。国家医疗保险行业的进一步完善，给了所有慢性粒细胞白血病患者生的希望。诚然，还有许多的天价救命药，经济的负担仍压在无数患者的身上，这条路还需要走很久，但只要对生命的尊重还在，步伐就不会停止。在贫穷面前，或许是一场堂吉诃德式的战役，但每一位为生命驱散阴霾的勇士，都绝不会退缩。

（本文作者：代瑞）

之三——医者初心

利用国庆节放假的时间，我观看了电影《我不是药神》。这个温馨而又沉重的电影改编自真实故事，以一个医学生的身份看完，内心尤其受到触动。

电影讲述了男主人公（程勇）开始为了一己私利贩卖仿制药，赚钱的同时，他也认识了几个病患及其家属，几个人合伙做起了生意。随后程勇正视了病人的悲惨命运，良心发现的他不惜自己掏钱买药救病人。而程勇昔日的小舅子曹警官奉命调查仿制药的源头，假药贩子张长林和瑞士正牌医药代表也对其虎视眈眈，生意逐渐变成了一场关于救赎的拉锯战。

电影中，病人处处感受到世界的冰冷。医院不考虑病人的经济负担，药厂也只顾赚钱而高价垄断药物。只有从仿制药的贩卖者程勇那里，他们才能看到生的希望。抛开版权和药价不谈，身为一名医学生，我想从医患沟通的角度思考这部电影。

曾有言道：只愿世间无疾病，何愁架上药染尘。相信很多医药类的学生都曾怀有这样的初衷和梦想，能够站在病人的角度，思考病人的疾痛。而随着时间的推移，一部分医生逐渐麻木，医治病人逐渐由一种神圣的充满责任感的工作变为程式化的劳动。于是渐渐出现了电影里的情景：医生虽然也按部就班地完成了工作，但病人在医生处受到冷待。医生不再考虑病人的个人情况，只是程式化地诊断、开药、下医嘱，对病人后续的负担和治愈情况不复关心；病人也渐渐失去了对医生的信任和尊敬，对冰冷的世界满腹怨言。

作为未来的医生，我们或许不能够改变药价或者病人的经济状况，但是至少，我们作为医疗工作中和病人直接接触的群体，能做的就是处理好和病人的交流过程，站在病人的角度给他们更好的、更加实际的建议。让病人在接受治疗的过程中能够感受到更多温暖。而为了做到这一点，我觉得最重要的就是不能忘记病人在我们身上寄托了他们的健康甚至是生命，我们要做的就是设身处地地为病人着想，担负起这份责任。

倘使每一个医生都能做到如此，电影中的病人那种走投无路的情况也就不会出现了。在一个温暖的世界中，他们也能更好地寻求自己想要的生活，更加冷静地思考面临的问题，更加合理地解决眼前的困难，也会有更少的人因为顶受不住压力而选择放弃生命。

（本文作者：陈子彦）

之四——医患关系

《我不是药神》这部电影对于医学生来说十分值得一观，它非常打动人，其中最主要的便是这部电影的真实性。作为一名医学生，我从另一个角度对这部电影有了认识。

在电影中，瑞士诺瓦公司研制的治疗慢粒白血病的有效药格列宁被高价售卖，可对于贫困老百姓来说，这种天价药物根本无法购买。为赚钱的神油老板程勇铤而走险前往印度代购高仿药格列宁回国倒卖。这部电影没有惊心动魄的华丽特技，没有充满哲理的台词，没有拯救世界的伟大任务，有的仅仅是戴着口罩的患者一步步迈向深渊的尽头。

医药问题本就是医患之间长期以来不可避免的重要问题，虽然正版药价格十分昂贵，但是并不意味着我们就可以使用盗版药。无数的百姓因为昂贵药价倾家荡产，为此病急乱投医买盗版药，可谁都知道世上像程勇贩卖的高仿药少之又少，都是电影中张长林之流卖的假药。他们仅仅是为骗取患者的钱财，这样反而会让患者痛不欲生。患者及家属应当给予医生最大的信任，医生的建议往往是最合理、最适合患者目前病情的。更何况，现在的医疗环境也早已不同于以前了，国家的种种政策都在不断地保障患者的医疗环境。

电影中程勇的所作所为也不断地提醒我们，要不断地在科学中探索，不断开发新药，保障患者及其家属的利益。

医患之间的矛盾很大一部分是经济上的矛盾，国力增强，百姓生活水平提高的同时，我们医务人员的知识水平也需要不断提高，让百姓能够得到放心的治疗，吃上放心药、合理药。

（本文作者：曹丽萍）

（三）《当幸福来敲门》观影反思作品

之一——幸福

《当幸福来敲门》是由真实故事改编而成的电影，讲述的是一位推销员为了给家庭带来幸福生活而不断克服困难，最后取得成功的故事。

整部电影中，男主角一直通过自己的努力去寻找并敲开幸福的门，或者可以理解成他努力吸引幸福来敲他的门。妻子不堪生活重负离他而去，儿子只能被寄养在整天看电视的"学校"里。影片的大部分时间里，克里斯是一个失败的男人，一次次推销失败，只能在救济站抢床位，甚至带儿子在地铁的卫生间过夜。相比幸福，他拥有更多不幸与苦难。片中，驰骋职场的西装革履与蓬头垢面、带着儿子奔走在车流中的他形成鲜明对比；救济站里熟睡的流浪汉和借助走廊的灯光、用卖血的钱买来的零件修理扫描仪的他形成鲜明对比。虽然希望很渺茫，但是主人公从未放弃。整个影片他都在奋斗，因为儿子是他的精神支柱，所以从未向困难低头。虽然影片拍摄时代与现在截然不同，但是影片中的那种不向命运低头、不断拼搏的精神令人敬佩。

电影讲述了一个很好的故事，一个足以令我看完并为之感动的好故事。电影留给我的不仅是震撼和眼泪，还有深深的思考。生活中的我们是什么样的？对人生的态度是什么样的？或许生活的压力让我们疲于奔命，但是只要你留心生活的细节，就会发现，琐碎的小事中也能折射出生活的亮点。只要你心怀一颗感恩的心，永不言败，永不言弃，幸福就会对你不离不弃，始终伴随在你的周围。

（本文作者：叶小平）

之二——有梦想就去实现它

电影讲述的是主人公克里斯·加纳想拥有一个幸福美满的家庭，但现实永远都不是那么顺从人愿。因为生活的困境，妻子离开了他。因为没有钱支付房租，被房东赶了出来，出去租了一个非常便宜的房子和儿子一起住。他梦想着当一名投资专家，希望能在一个公司得到这样一个机会，于是他就在工作之余，每天在公司的楼下等待。功夫不负有心人，一个偶然的机会让这个公司的负责人注意到了他，他去面试，并被录用，但这也只能让他成为六个月的实习生，与他同被录取的共有二十个实习生，但公司只雇一个人，更重要的是这六个月没有工资。于是，他需要周末的时候去工作，才能非常勉强地养活他和儿子。因为要去接儿子，所以他必须把别人用九个小时才能干完的工作用六个小时就做完。他每天都在跟时间赛跑，被债务敲打，哪怕和儿子一起流落街头，还要每天看书学习……

让我印象最深刻的是他和儿子再一次被房东赶出来的时候，没有钱，不知道住哪儿，就在公厕里住了一晚。那天晚上偶尔就会有人敲门，声音很大，克里斯一边用脚将门抵住，一边用双手将儿子的耳朵堵住，让儿子睡得安稳，而这时，一向很乐观的他竟然流下了眼泪。看到这一幕，我哽咽了。最终他还是跨越了种种困难和挫折，得到了幸福，他成功了。

电影中的主人公就是凭借着非凡的毅力、不懈的坚持、超强的耐力、不断的努力，还有积极乐观的心态去面对人生中的一次又一次的打击，才等到了幸福来敲门。想想我们生活中的挫折和他的比起来又算什么呢，他都可以坚持，我们为什么就要放弃，我们有什么资格说放弃？主人公曾对他儿子说过："每一个追逐梦想的人，都曾躲在自己的小山洞里悄然饮泣。如果你有梦想的话就去捍卫它，而只有那些一无是处的人会告诉你，你成不了大器。但如果你有梦想，就去实现它吧！"

（本文作者：王俊杰）

之三——等待幸福来敲门

这是一部美国励志影片，影片的主人公是克里斯·加纳。他勤奋努力肯干，却没办法让家人过上好日子，妻子因不能忍受离开了克里斯，留下他和五岁的儿子相依为命。事业失败、穷困潦倒没有将他击败，为了儿子的未来，为了自己的信仰，他始终坚持并坚信：只要今天够努力，幸福明天就会来临！终于他成为一名成功的投资专家。

电影里他和儿子的经历令人同情，儿子的懂事令人感动，但也折射出对生活的启示。在如今的社会就业压力有多大，看每年有多少待就业者，又有多少人争夺一个就业机会就能够知道。毕业生的压力很大，我们偶尔也会感到迷茫。但我们仍要对未来充满希望，永不言败，永不言弃，相信幸福会始终伴随在身边。我们的身边不缺少幸福，而缺少发现幸福的眼睛。幸福很简单，每天多对你遇到的人笑一下，给他们带来温暖，那就是幸福。

作为学生，我们现在最重要的就是利用每一分每一秒不断地学习，不断地丰富自我。作为医务工作者，则需要把无限的热情、乐观的精神带到生活、工作中去。机会往往留给有准备的人，只要肯为梦想去努力追逐，就有可能成功。努力不一定成功，但不努力一定不会成功。要始终相信，一切都会好的，明天会更好。

将影片中一句经典的台词送给大家——"如果有梦想，那么请保护好它。"为梦想坚守，等待幸福来敲门。

（本文作者：李旭）

之四——付出总有收获

"别让大家跟你说，你成不了大器，即使是我也不行，好吗？你有梦想的话，你就得保护它！那些自己没有成才的人也会说你不能成才。"这是影片中父亲告诉儿子的一段话，也是让我印象最深刻的一段话。看着似懂非懂的儿子，他的那番话更多的是在鼓励自己。

影片主要描写了主人公克里斯积极向上、奋发拼搏，最终从一名普通的推销员变成了他梦寐以求的大公司的员工的经过，包括面对命运的坎坷、面对生存的艰难和面对生活的那份淡定、从容、执着，都把我深深震撼了。他的梦想是成为一名投资专家。然而，面对生活的困苦，妻子决然地离开了他。他的忧伤与无助一次次刺痛了我。生活在煎熬着他，因为交不起房租，房东愤然将他和儿子的东西丢在房外，而他只能带着疲惫的心，拖着心爱的儿子，四处流浪寻找住所。

父子两人在公共卫生间的角落依偎着，他用脚抵着反锁的门，不敢出声，此时一向乐观的克里斯任凭痛苦伤心的泪水顺腮而下，我一阵心酸！生活，为何要如此折磨这样一个努力着的人？他要努力通过没有薪水的6个月实习期，还要卖医疗仪器糊口，还要保护好儿子的幼小心灵。

付出了艰辛，总会有收获的。克里斯最终得到了幸福，当老板告诉他正式加入公司时，他的眼中充满了泪水。克里斯冲到托儿所与儿子深情相拥。他觉得自己不再对儿子愧疚，不再对生活失望，不再只经历挫败，终于苦尽甘来了。也许他还没有适应这种感觉，幸福来敲门的时候，往往就是这么突然。

（本文作者：刘阳）

之五——幸福终将来敲门

列夫·托尔斯泰说过："幸福存在于生活之中，而生活存在于劳动之中。"对于一个不幸的家庭来说，幸福是多么遥不可及，可影片《当幸福来敲门》的主人公却用他的热血否定了这一切。

他一直处于单亲家庭中，28岁才找到自己的亲生父亲；他被证券公司解雇，多次工作失利，后来转职卖医疗仪器，又被小偷偷走；他四处奔波，却没有一人愿意买他的仪器；他因违规停车，无力还钱，被判入狱；他尽力想守住家庭，可妻子还是毅然离家；当他濒临破产时，还是刻苦耐劳地善尽单亲责任，尽心尽力地抚养着儿子，时刻守护在儿子身边。他明明是如此不幸、悲惨，但他始终相信：只要今天够努力，幸福明天就会来临。为了儿子的未来，他只好咬紧牙关，重新振作，处处向机会敲门，最后他终于追逐到了自己的梦想，成了一个成功的投资专家。

在一个普通人身上，我看到了坚定、顽强、负责和那种面对冷眼的不妥协，在这个什么都有的时代，在我们这些还未成年、未懂事独立的孩子眼里，又怎能去体会他的那份艰苦和奋斗的经历？不过在平时的学习生活中，我们又何尝没遇到过种种的困难和挫折，但我们有没有像那位父亲一样，挑战着自己的极限，承受着别人的冷眼与嘲笑，朝着自己梦想的方向追逐？

这部影片完全改变了我对幸福的看法，所有的一切，都是失去以后才想着珍惜。珍惜现在，就是在享受幸福。幸福就在身边，是来之不易的。我们要加倍珍惜父母为我们营造的幸福生活，正确面对学习和生活中遇到的所有困难。不管遇到什么，我们都没有理由抱怨，没有理由逃避。只要有信心，就有无穷的力量。只要不懈努力，幸福终将来敲门！

（本文作者：马文婷）

之六——不言失败不言放弃

意大利著名导演加布里尔·穆奇诺携手好莱坞巨星威尔·史密斯，为世人打造了这部赞誉无数的《当幸福来敲门》。一个不幸的家庭，一个挣扎在社会底层的弱势个体，一个与命运抗衡充满励志教育意义的故事。没有夸张而刺激的动作特效，没有离奇而曲折的故事情节，没有缠绵而悱恻的爱情镜头，没有华丽而晦涩的语言对白，一切都像波澜不惊的一江春水，向前缓缓流淌。剥离一些虚幻、浮华和欲望的躯壳后，留给观众的只剩下一个透着真善美和终极关怀的光亮的内核。再加上威尔·史密斯绝对到位的演绎，使这部饱含真情的影片犹如一枚威力十足的催泪弹，瞬间将亿万观众的泪腺炸开。

克里斯·加纳是一位聪明的医用扫描仪推销员，这种被朋友戏谑为"时光机"的机器，成为他唯一的收入来源。而且，每个月至少要卖出两台，才够付房租和儿子在幼儿园的费用；再多卖一台，才够付车上那些数不清的罚单。然而，天不遂人愿，加纳并没有因为聪明而扭转困顿局面，反而是妻子琳达难以忍受养家糊口的巨大压力弃夫而去，只留下一个五岁的儿子。加纳的内心总有一种坚定的信念，只是，命运之神没有轻易眷顾，他的世界始终阴云密布。接下来，加纳还经历了无钱付房租、扫描仪被盗、无处容身、排队领救济等窘境。但是，顽强的加纳没有气馁，反而扼住命运的咽喉，最终被一家声名显赫的股票投资公司招至麾下。这匹不知疲倦的千里马，终于被伯乐相中。他，成功了。

　　纵观整部影片，焦点始终集中于加纳身上。他像一台飞速旋转的齿轮，紧紧地与快节奏的社会这台庞大的机器相咬合、相摩擦。家庭、街道、收容所、公司甚至警察局里，都有他不曾倒下的身影。他，就像那个追逐太阳的夸父，不停地奔跑着。而太阳，就是他心中永远不会泯灭的梦想，更是他梦寐以求的幸福终点站。

　　克里斯·加纳这个人，形象丰满，性格鲜明突出，几乎所有的优秀品质均在他身上得到完美体现。

　　这是一个时刻都散发着幽默气息的男人。很难想象，在现实生活中，当一个人处于逆境且有衣食之虞的时候，还能将幽默进行到底。但是，加纳做到了。他的幽默，是对困难的藐视，是对生活的热爱，更是对自己信心的佐证。当他为了赶时间而衣冠不整地跑到面试现场时，主考官严肃地质问："如果有人连衬衫都没穿就跑来参加面试，而且最终我还录取了他，你会怎么想？"加纳回答说："那他穿的裤子一定很考究！"没有刻意的矫揉造作，只有不卑不亢的纯真朴实。一不小心的幽默，让所有在场的面试官笑得人仰马翻，也让克里斯·加纳赢得了一张宝贵的"通行证"。

　　这是一个责任感极强的男人。"天下熙熙，皆为利来；天下攘攘，皆为利往。"在这个物欲横流的社会，责任感无疑是一个人最重要的品质，它是维系一切关系的"润滑剂"，彰显人格魅力的"加油站"，促进事业成功的"发动机"。"细节决定成败"，影片的每一个细节，都让我看到一个极具责任心的好男人。加纳一直深爱着妻子琳达，尽管，琳达在"哀其不幸、怒其不争"的遗憾中提出分手，但是，加纳也表达了强烈的挽留。"相信我，一切会好起来的。"这是他给琳达的承诺。但琳达还是毅然决然地扬长而去。对待儿子，他更是倾注了莫大的心血。在加纳心里，只有儿子才是自己唯一的精神支柱和力量源泉，他对儿子呵护、教育的镜头，在影片中占有相当大的分量。他陪儿子游戏玩耍，耐心指导他读书学习；他为了给儿子争取最后一个被收容居住的名额，不惜和插队者大打出手；他认真地教儿子怎么做人，语重心长地对儿子说："别让任何人对你说，你成不了才！"他还说："如果你有梦想，就要去捍卫它，努力实现它！"

……父爱如山，加纳用自己的臂弯为儿子创造了一个温暖的"避风港"，使这只雏鹰健康而快乐地成长着。不离不弃的亲子镜头，让人为之动容！他对待工作的责任心更见一斑。即便在没有任何薪水的实习期间，他始终坚信这是自己最后的机会。他疯狂地工作，疯狂地联系着业务，以自己的勤奋努力一步一步通向幸福生活的城堡。

这是一个不言失败、不言放弃的男人。在这个世界上，有很多人都被阻挡在成功之外，为何？就是因为这些人缺乏一种坚持的力量，缺乏一份不达目的决不罢休的信念。以致一旦遭遇挫折就会一蹶不振，斗志全无。克里斯·加纳跳出了这种具有多米诺骨牌效应的"怪圈"，在黎明前的黑夜，顽强地克服种种艰难险阻，终于迎来了属于自己的黎明。

不可否认，《当幸福来敲门》是一部现实主义的影片，素材改编自美国百万富翁克里斯·加德纳个人的真实自传，具有典型的美国式励志风格。但是，正因为真实，所以感动；因为感动，所以喜欢。

（本文作者：刘淑文）

之七——从人际关系看《当幸福来敲门》

最近观看了《当幸福来敲门》这部电影，心中的感想油然而生。克里斯·加纳在28岁的时候才第一次见到自己的父亲，所以当时他下定决心，在有了孩子之后，要做一个好爸爸。但他事业不顺，生活潦倒，只能每天奔波于各大医院，靠卖骨密度扫描仪为生。片中提到做证券经纪人并不一定需要大学生文凭，而只要懂数字和人际关系就可以时，我认识到了人际关系的重要性。喜欢这部电影，固然因为剧情，更因为演员对剧情的精彩演绎。以简单的方式来和他人相处，诚恳、锲而不舍，即便在最困难的时候也仍不放弃。

其实要说主人公在电影中演绎了人际交往的特殊技巧，我倒认为他恰恰是不怎么擅长技巧的，只是简单、真心、诚恳、坚持。主人公可以因为一句话而在赶着去见客户前把车停好，也可以为了一个潜在的顾客而登门拜访……面对擦肩而过的路人，他也可以报以真心的微笑。要是他没有对那个开红色跑车的人友好地搭讪，他可能永远也不会接触到股票经纪人这个职业；要是他没有与路过的资深的股票经纪人攀谈几句，他可能也不会对这个行业有更深的了解。主人公对生活中遇到的每一个人都是真诚的。

通过这部电影，我学到了护士如何在工作中自信地沟通，如何同病人、家属及同事进行沟通，如何同愤怒或沮丧、快乐或绝望等各种各样的人相处。护士应为护理对象提供健康教育，帮助他们改掉不良习惯。护士不仅是病人的代言人，还是具有不同护理理念的跨学科队伍中的一员。护患关系是医疗工作的重要组成部分，它是护士和病人之间的一种特殊的社会关系。良好的护患沟通不仅有利于进行正常的临床护理工作，提高护理工作质量，促进病人康复，减少医疗纠纷的发生，而且能真正体现以人为本的护理理念。观看这部影片对提高自己的护理水平有很大的帮助，让我懂得了要以更好的服务态度为患者进行护理服务。

（本文作者：李芳婷）

之八——坚持

利用这次的小长假，我重温了《当幸福来敲门》这部经典影片。

影片的主人公加纳是做医疗器械的推销员，他每天奔波于各大医院，推销着他的骨密度扫描仪。然而推销工作并不顺利，他每天都拎着扫描仪穿梭于街头，但每天都一无所获。在一次偶然的机会里，加纳得知成为证券经纪人不需要大学生文凭，只要懂数字并能很好地处理人际关系就可以，他决心尝试一下。他主动找到了证券经理，凭借自己的努力，得到了一个实习的机会，实习生有20个，但他们必须无薪工作6个月且最后只会有一个人被录用，这对加纳来说是一个很大的考验。同时，由于再也无法忍受这样穷苦的生活，加纳的妻子独自去了纽约。不久，加纳也因极度贫穷失去了自己的住所，带着他的儿子过着东奔西跑的生活。

影片最令我感动的不光是加纳的坚强和努力，还有他和他儿子之间的爱。即使是只能带着儿子住进收容所，加纳也一直表现得很乐观，他告诉儿子，不要灰心。在接踵而至的困难面前，他从不曾放弃，一直努力地工作，把握每一次机会，真诚地对待每一位顾客，凭着这份执着，加纳终于迎来了幸福的曙光，他获得了证券经纪人的工作，后来还创办了自己的公司。

影片最令我记忆深刻的一幕是加纳在篮球场对他儿子说的话："别让别人说你成不了大器，即使是我也不行。你有梦想就要去保护它，那些没有成才的人会说你成不了才。你想要什么的话就要靠自己去努力得到它。"这段话真的很励志，真正激励了我。自己在生活中，也曾遇到过很多挫折，很多时候，会因为别人说的一句"这个对你来说太难了，不做也没关系"就放弃。听了男主的那番话，我才真正意识到，被他人的话语左右真是太傻了，想要做一件事就下定决心，坚持去做。

《当幸福来敲门》这部影片真的能带给观看者太多启迪，所以我给大家推荐这部影片。幸福总会来敲门的，只要你能坚持住，只要你在为之努力。

（本文作者：蒋家琴）

之九——幸福是什么

什么是幸福？这个问题就如问什么是宇宙一样。每个人的心中都有自己的幸福标准，只要达到了这个标准，就是幸福的。别人的幸福不一定是你所想要的，而你自己的幸福未必对别人有用。如果非要给幸福下个定论，我觉得无非有两点：一是和相爱的人在一起，二是做最喜欢的事情。

克里斯·加纳，单亲家庭长大的他，在28岁的时候才见到自己的亲生父亲，于是他想让自己的儿子一直都活在自己的保护下。他的梦想是成为一名投资专家。可是，面对生活的困苦，妻子还是离开了他。接着，没有房租的他开始带着儿子过着流浪的生活。当他咬牙坚持住后，他终于成为一名正式的股票经纪人，这离他的梦想更近了。在那一刻，站在人群中的他激动得不知道如何来表达内心的感受，他飞速地跑到儿子面前和他相拥，眼中的泪花在这一刻则是幸福的泪水。

得到幸福的过程是如此艰难，也正因为艰难，我们才会珍惜。圣诞节的那天，他和儿子无家可归，流落在车站，他用自己的幽默让儿子得以度过一年中最美好的一天，然后在厕所里相拥着度过他们最漫长的一夜。当他在球场上对儿子说："如果你有梦想，那么请保护好它。"在那一刻，他都未必能坚持住自己的梦想，但是他却鼓励儿子要坚信梦想。

其实，幸福是什么？幸福只是你在实现自己目标后的一种心理反应。这种心理反应带来整个人精神上的振奋，让你又有更强大的精神动力。看着克里斯·加纳的眼神，我所体会的不是幸福的来源，而是梦想的伟大。我们都有自己的梦想，而有能力的人则把梦想变成了现实。在这个过程中，虽然会有很多的阻力，但是很多人都能在这个规则下找到自己的人生坐标，那我为什么不能找到自己的幸福呢？当幸福来敲门的时候，我应该用满怀感激的心来享受我所得到的一切。其实，幸福或许就在身边，而我的只是没有发现而已。

（本文作者：何伟）

（四）《急诊科医生》观影反思作品

之一——生命无价

打小起，我就对医疗、科幻、悬疑题材的文学作品异常感兴趣，像什么《福尔摩斯探案集》《地心游记》我都超爱看。高三毕业那年，在家苦思冥想我的未来应该奉献给什么职业，我到底对什么感兴趣？我能做好什么事？突然发现，我对医院甚是了解，怎么说呢？我打小身体就不好，以一周小诊所、一月大医院的频率经常与医生护士打交道，这大概就叫耳濡目染吧。再加上我们家里有亲戚是医护工作者，我也能经常听到在医院里发生的故事，这估计就是我选了临床医学这个专业的原因吧。自从选了这个专业，我的生活无一例外地被"医"字贯穿。我上的是医学课程，穿的是医生穿的白大褂，住的是医学院……这样的环境促进了我对医疗剧的喜爱。

当然我也看过很多医疗剧，《实习医生格蕾》《产科医生》等，其中最值得一提的便是《急诊科医生》。

其中的女主现在已经成了我的目标，我知道这个目标远大，远大到我都未必能实现，但它依然在，在我内心深处。男女主角对剧中人物的演绎，我认为是成功的。这部剧让我重新定义了好医生的概念，之前我脑海里的好医生是一位和颜悦色、温文尔雅的医生，现在我对态度这方面的要求要比之前弱了一点。对患者板着脸但技艺高超、技能娴熟的医生要比对患者说一百句好话但依然无法分担患者痛苦的医生要好。

这部剧看下来的体验就是，我要当江晓琪那样的医生，我想在大医院做个主任，不过这何尝不是每个医学生的目标。非医学生看完这部剧的感想我不太了解，但是我看完，心里默默撒下了一个一定要成功的种子。

希望医学的未来是光明的，我的未来是灿烂的。

（本文作者：彭诗远）

之二——医术安己身，治病愈人心

短短的几集医疗剧便全面地反映出当代医疗现状，我感触颇深，以下谈几点我的感受。

首先是生命的脆弱。上至耄耋，下达童幼，都有可能在未知的下一秒钟失去生命。印象深刻的一个片段里，医生说："在生命面前，其他的一切真的显得好廉价。有时候想想，生命其实挺脆弱的，吃一口馒头都可能导致生命垂危。"从断手的老人到厕所的弃婴，突如其来的火锅店爆炸，以及幼儿园的集体中毒案的发生，无时无刻不在展现生命的娇小与脆弱。医生作为生命的天使，无论身处何方，都需要承担拯救生命的责任与义务。

其次是医生的不易与幸福感。剧中小男孩偷了江晓琪的包，却因身患糖尿病而倒下，江晓琪不仅没有追究，而且还捐出五万元用于救治。知晓男孩没有地方住，还让男孩与自己住在一起。可见，做一名好医生是多么不易，特别是江晓琪被患者家属误解时，她没有抱怨与指责，而是选择了包容与接纳，目击证人揭露真相后，她又选择了安慰自己，其间的辛酸有谁能知？不过当他们看到一个又一个的病人痊愈出院后，内心又有一种强大的自豪感与满足感。

最后我想说的是，请社会给予医生更多的信任和理解。医生也可能有身体的疾病，也有生活中的苦恼。何建一在工作中犯病，吴主任在手术台上倒下。在家庭与工作的选择中，大多数医生毅然决然地选择了工作，选择了拯救生命。而有些疾病病情复杂，手术难度高，这时候就非常需要患者家属的理解。医学上有句名言：有时去治愈，常常在帮助，总是在安慰。作为社会的一分子，我们只有最大可能地降低舆论压力，相信医生，医疗事业才会发展得更好。

（本文作者：牛强）

之三——道与术

记得当时《急诊科医生》播出时，医患关系高度紧张，各种医患冲突、医患矛盾一时成了社会的焦点。社会舆论大部分都站在患者的角度去评价医患关系，医生一时成了社会所批评的职业。但是我们欣喜地看到，已经有越来越多的普通老百姓对医务工作者有了更多的信任和理解。这部剧反映了医院急诊科里的日常生活，急诊医护人员的工作日常，以及患者之间迥然不同的性格。本片敢于反映真实的医疗现状，敢于反映出医患关系的敏感问题：在没有病人家属签字的紧急情况下能否手术，抢救失败后医务人员和院方该如何应对，以及传染性疾病发生时应该如何配合隔离等。

我认为，所谓医患沟通，先有"道"，而后强调"术"。作为一个合格的医生，首先要具备的就是一颗救死扶伤的仁心，且只有在有仁心的基础上才可以训练其拥有更加精湛的医术，才会成为优秀杰出的医者。

《急诊科医生》这部剧值得我们去深思，去思考医患关系，去思考我们的职业之路。对于我们这一代新的医学生而言，虽然道路崎岖，但我们不会后退，因为我们心怀赤诚，我们见证过属于生命的奇迹，我们愿意付出勇气与坚韧。或许不会留名青史，或许没有影像文字，但病人记得，家属记得，我们一起努力从死神手中拯救了宝贵的生命。未来的新型医患关系需要我们共同努力去协调维护。

（本文作者：申勇）

（五）《心术》观影反思作品

之一——医患关系

现代社会中，医患关系成为一个社会问题，受到各界人士的广泛关注。我们该营造怎样的医患关系，又该如何处理医患矛盾？

电视剧《心术》是我国首部反映医患关系的电视剧，它根据一个又一个真实的医疗事例改编，讲述了医务工作者与病人及其家属之间的感动与矛盾，展现出病患和家属的心态，将医生职业生涯中的经历与体会淋漓尽致地表达了出来。这部以医患关系为主题的电视剧，以它独特的方式告诉我们当前的医患信任危机，引人深思。《心术》没有追求戏剧效果，它处处表现出如我们日常生活般的真实性，正是因为这种真实，才让电视机前的我感同身受。尤其是电视剧中有这么一段对话："师兄，我想你一定记得教授的话：医生有三重境界。第一重叫治病救人，就是看好病人的疾病；第二重叫人文情怀，即不仅要看好病人的病，还要有悲天怜悯之心，对待病人要像对待亲人一样；第三重那就是进入病人的灵魂，成为他们的精神支柱！"这道出了医生的责任与社会道德。

《心术》是一部值得所有人欣赏和思考的电视剧，在欣赏中思考，在思考中领悟当前医患关系问题之根源，破解之思路。我们作为未来的医务工作者，在学好治病救人技术之余，更应该学会的是《心术》中医务工作者的那种善良、责任感和对待病人如亲人般的关爱。要知道，一个有责任心，心性善良的医生才是个好医生；一个真心对待病人，做他们精神支柱的医生，会成为广大民众的心灵之交。当然，如果你是一个普通的老百姓，你也应该从《心术》中学会理解医生，多一分宽容，少一分责骂，不要给医生过大的压力。我希望大家能在《心术》中学习，为构建和谐的医患关系贡献一份力量！

（本文作者：王雨轩）

之二——医生这个职业

看完《心术》这个电视剧，不得不说我是感动的。可以说，我选择医学院有百分之三十的原因是这部电视剧带给我的感动。

我很喜欢霍思邈这个人物，他虽然不像大师兄那样严肃，整天嬉皮笑脸，但是对于很多事情，他比大师兄看得透彻。在针对一个病人的良性肿瘤开刀与不开刀的问题上，他曾对大师兄这么说："我们都知道这个瘤子不会影响病人的正常生活，可病人并不会这么想，他们认为长了一个瘤子是天大的事，是会要命的。这个病人做过许多手术，他说他把每一次病变都扼杀在萌芽里，这个瘤子现在是良性的，可是你能保证它不会变成恶性的吗？人活在这个世界上要有最起码的尊严，我希望我能给这个病人保证生命的尊严。"

电视剧里讲了很多感人的故事，但是也不乏我们深思的东西，那就是一个医生的责任心还有现在日益严重的医患矛盾。我们应该将心比心，互相理解，可能个别医生是存在着不负责任等问题，可是兢兢业业工作的医生还是占大多数的，我们切不能以偏概全。

医务工作者很累很辛苦，且不说大学中的苦读光阴，按照剧中人物郑艾平所讲："本周我最长睡觉时间是周三，五个小时；最短睡觉时间是周一，就没睡，大夜班过后直接是手术，然后就躺了半个钟头。"

他们时时刻刻奋战在一线与死神较量，拯救生命，任何一个医生进了手术室后都不会放弃抢救生命。所以现实生活中很多人认为医生如果没有收红包，进了手术室就不会好好做手术，这简直是对医务工作者人格的污蔑，他们是最可爱的人，我们理应向他们致敬！

医生有三重境界。第一重叫治病救人，你能够看好病人的疾病只能说明你是一个医务工作者，与一个技工、修鞋匠、卖馒头发糕的师傅没有任何区别。第二重叫人文关怀，你不仅要看好病人的病，你还要有悲天悯人之心，对待病人要像亲人一样。第三重就是进入病人的灵魂，做他们的精神支柱。

用一句我认为最让人激动的话结束吧，在看完《心术》的这么多日子里，这句话始终会萦绕耳畔，仿佛叮咛，仿佛教诲："一个优秀的医生，是有着信念的人，一个有着坚定信念的人，才会在我们这行经历各种打击磨难而无怨无悔！"

（本文作者：侯梦宇）

之三——医道

古人云：凡为医之道，必先正己，然后正人。

正如我们所看到的，作为一名医务工作者，首先你要有仁心，其次才是仁术。而《心术》这部电视剧，就是在讲述一群医务工作者在巨大的社会压力下用仁心仁术治愈病患、感化病患的过程。这部剧令我感触颇深。

首先，这部剧现实地反映了目前医患关系中的尖锐矛盾。有几个片段令我印象很深：郑艾平带女友参加老乡会，与老乡讨论事故与意外这个问题。小郑认为病人的死并不是医生造成的，而是手术室发生的意外，而老乡就是接受不了意外这两个字，他认为病人死在医院就是医生造成的事故。持有这样观点的人很多，为了避免失误，医生们不得不给病人开很多的检查，因此很多病人认为医生们是在挣提成。从这些剧情中，我们可以看出，由于患者和医生站在不同的角度看待问题，难免会有冲突。在今后的人际沟通中，我们应该多尝试站在对方的角度看待问题，注意说话方式，这样也许会免去很多麻烦。

其次，这部剧中有一个角色叫"孤美人"，是耳鼻喉科的大夫，外表美丽动人，言语傲慢犀利，对待病人冷酷冷漠，没有耐心。然而在一场常规体检中，她被查出患有淋巴癌三期。在完成了手术治疗和化疗后，她回到了医院，在同事们为她举办的重生百天的生日会上，她激动地告诉大家："没有在死亡线上挣扎过的人，是永远不会理解重生的畅快的。"从此以后，她对待病人就如同对待家人一样，温柔，体贴。对于"孤美人"的改变，我想说，不要等到无情的命运来改变我们的时候才懂得生活的美好，时刻学会站在病人的立场思考，是我们在生活中保持乐观心态的基本原则。

最后，我认为这部剧最令人感动的情节便是刘晨曦医生一家的故事了。刘大夫的女儿是他们夫妻俩从医院门口捡来的，患有先天性肾衰竭。然而多年来夫妇二人不离不弃，待这个叫南南的小女孩如亲生女儿一样。

刘晨曦说："我既是大夫也是患者家属，我也希望我的医生可以竭尽全力治愈我的孩子，如果南南不在了，我也不想当医生了，这对我来说太沉重了。"大夫和患者角色的转换实在是让人难过，他医得好别人，却救不了自己的女儿。最终，他的女儿得到了肾源，他们一家人过上了快乐的生活。

这个世界上有三种东西对人类是最重要的：信、望、爱。我觉得对这三个字诠释最好的地方就是医院。也许我将来也会在工作岗位上带给他人健康，但是我会一直记住，给他人信念，给他人希望，给他人关爱。

（本文作者：马静）

之四——仁心仁术

何谓"心术"？我在看完《心术》的最后一集才明白："心术"即仁心仁术。

《心术》这部电视剧主要讲的是一家医院的神经外科发生的一系列故事，形形色色的病人，有人黯然离开，有人知恩图报，有人和解，有人纠结。故事开始于神经外科医生霍思邈因工作繁忙和女友分手，并且帮新女友小芹的母亲查出肿瘤；神经外科医生刘晨曦的女儿因肾衰竭长期透析，可他坚守职业道德，几次与肾源失之交臂。但最后刘晨曦的女儿等来了肾源，小芹母亲的手术也让刘晨曦意识到自己对霍思邈的误解，并诚挚道歉。这些医生和护士们的医术和医德在医院里成长着，完善着医界的"仁心仁术"。之所以推荐这部剧，是因为我觉得在这个医患关系紧张的背景下，《心术》这部剧的出现无疑是缓解医患关系的一阵及时雨。它让我们走进医生的世界，让我们知道病患和医生并不是对立关系，医生与病人应该是同一战壕中的战友；它让我们打破先入为主的观念，更加理性客观地去对待我们的医生。从这一点我们就可以看出，《心术》拍得很真实，它没有回避当今社会日益突出的医患矛盾，更没有回避部分医生"一切向钱看"的价值观，同时还能看出这部剧在重建良好医患关系方面做着积极的尝试。

最后，引用《心术》大结局中王主任说的一段话：医生就是成就英雄的行业。在你选择读医的那一刹那，你就要明白你所踏上的是怎样一段征途。

（本文作者：范淑萍）

之五——医生这个职业

《心术》是一部2012年播出的电视剧，之前看了一些，这次又重新回看。

《心术》是在当今社会医患关系紧张、极端事件频发的现实背景下，诞生的一部反映医患关系和医疗工作者真实情感的电视剧。在反映国内医患关系尖锐现状的同时，《心术》并非一味展示负面情绪，而是也展示了同样"憋屈"的医生群体。剧中还原了真实的医院工作环境、棘手的医疗事件，以及剪不断理还乱的亲情、友情、爱情……希望这部剧能够打开医患关系之间的那扇"生死门"。

剧情刚开始没有多久，就出现了一场大车祸，许多人因此受伤，被送进了医院，在病人家属还没来签手术同意书的情况下，医生就进行了抢救，他们当时一直秉承着"先救人""救人要紧"的原则去为病人紧急治疗。其中有一名病人的手术是成功的，但因为自身突发心脏病而导致了死亡，病人家属认为是医生技艺不精导致的家人死亡，决定告这一名医生。因为是在病人家属没签手术同意书的情况下进行的手术，所以医院承担全部责任。最后在媒体的报道、病人的不理解和医院的无可奈何下，这名医生辞职了。看到这，我很心痛，我读的是预防医学，以后拿手术刀的机会很少，但我们的身边不乏这些医护人士，也不乏这种遇到突发大灾难而导致人员伤亡的情况，如果医生都等病人的家属来签了手术同意书以后再进行手术，可能会错过最佳的救治时机，使病人不能得到及时的抢救。

这部电视剧也被称为最受大学生瞩目的现实题材电视剧，我想是因为这部剧比较贴合我们的生活。现在的时代，医患关系紧张，个别病人对医生不信任。这种情况如果一直持续下去，会让许多的毕业生不敢踏入医护这个行业，这些都值得我们去深思。

（本文作者：牛强）

之六——生活的态度

《心术》以某知名医院的脑外科医生们的生活、工作为主线，演绎了一段段医生与患者之间的精彩故事。

杨阳导演说："这世界上有三样东西对人类是最重要的，那就是faith（信）、hope（望）、love（爱）。我能看到的对这三个字最好的诠释，就是医院。信、望、爱，这是人类最重要，也是当下中国最被忽视的主题，让患者和医者清楚地看到对方平时不为人知的部分，换得人与人之间的相互了解和理解。我们要拿出绝对的诚意，使《心术》成为一部真诚的作品。"

在《心术》这部电视剧中我很欣赏刘晨曦的生活态度，面对病重的女儿，在一次次错失肾源的情况下，他能安慰自己和妻子：得知我幸，失之我命。面对日夜为女儿忧虑憔悴的妻子，他说："再困难也要乐观、幽默地对待，生活的本质是寻找快乐。"和同事探讨生活时他说："幸福生活的根源，在于客观真实的感受，不是这山觉得那山高，不是将自己的痛苦夸大，把自己的收获当作是应得的，将心比心，怀着感恩的心去生活。"这也是我们对待生活的态度——乐观、感恩。

还记得剧中的霍医生提到：作为一名医生，不仅救死，还要扶伤。抚平患者及家属心理上的创伤，这也是很重要的。这句崇高的誓言鞭策着他们走过泥泞和曲折的道路。作为一名医生，他们过着跟正常人一样的生活，喜怒哀愁装扮着丰富多彩的人生，但他们需要拥有更强的责任感。作为未来的医务人员，每天都将面临生与死的考验，我们要做的还有很多，前方的路虽然很坎坷和崎岖，但只要我们用心去对待，终会守候到黎明前的曙光。

《心术》主题曲中唱道："模糊的泪眼之中，他还有最后的梦，后来又为了什么，所以落空，已说不清始末，怕失去最爱的人，他曾经固执地等，谁知道浮浮沉沉只剩一个受损的人生。"面对生命，面对未来，我们要成为不一样的烟火，活出精彩人生。

（本文作者：贾艳艳）

之七——有时治愈，常常帮助，总是安慰

有时治愈，常常帮助，总是安慰。

这是长眠在纽约东北部的撒拉纳克湖畔的特鲁多医生的墓志铭。对于这句名言，有人说它讲述了医学做什么、能做什么和该做什么；也有人说，它讲述了医生的职责不仅仅是治疗、救护，更多的是帮助、安慰；还有人讲，它昭示了未来医学的社会地位。

这句话，我在《心术》里完完全全地感受到了。霍思邈和美小护可能只是千千万万医护工作者中的一小部分，但是正因如此普通才有代表性。电视剧展现了医疗卫生行业最令我们感动的部分，很多人从事这个行业的理由，坚守这个行业的支柱，都源自电视剧里所展现出来的这些部分。

令我记忆犹新的是主任在开会时说的这一段话："如果你不是一个怀有梦想的人，如果你并不知道你当初为什么选择医生这个职业，如果你选择医生只是看重了他的地位和他的收入，那你很自然地就要被选择出局。我有许多学生，他们的技术是一流的，他们的智商是卓越的，可是他们就差了那么一点点东西，他们会在半路上逃走了。有的人当了几年学生就不愿意干了，我要恭喜他们，在年轻的时候就发现这是一条艰苦的道路，不适合他们，他们还有机会改行。有的人呢，做了几年医生就不愿意做了。我也要祝贺他们，不做医生，做医药代表也很好嘛，得偿所愿嘛。但是，我更珍惜的是你们这些留下来的团队。我珍惜你们，你们去伪存真，流沙成金，你们比金子还可贵，你们是钻石！虽然有的人的天资比我们好，但是他们没能成为一名合格的医生，就是因为他们差了一点点东西，可你们有，这就是信念！你们这些人，最后的墓志铭上一定会刻上两个字——英雄。"

当初听这段时热血澎湃，如今，依然如此。这就是我选择这个行业的理由了。

（本文作者：潘雯雯）

之八——医生

医生，这个自古流传下来的职业，被认为是最神圣的职业之一。我所推荐的这部影视作品则是在当今社会医患关系紧张、极端事件频发的现实背景下诞生的，它反映了医患关系和医疗工作者的真实情感。

《心术》并非一味展示患者的负面情绪，也展示了同样"憋屈"的医生群体。患者及其家属的怀疑与猜忌，种种的担心与不理解以及有时同行处理某些事情时冷漠的态度让医生群体苦不堪言。这是一部非常能够反映当今医患关系的电视剧：真实的医疗工作环境，鲜明又符合逻辑的人物形象、棘手的医疗事件，以及医生与患者之间的"明争暗斗"的故事情节，无不让观看电视剧的观众怀着复杂的心情及深深的反思来观看这部电视剧。

我之所以推荐这部影视作品，是因为当看完这部作品后，它能引起我们的思考。电视剧中医患交流的一幕幕是现实生活中真实医患关系的投影。在我看来，大多数的医患冲突都是两者之间的不信任造成的。如果医生能怀着医德至上的精神，患者能够对医生保持极大的信任，那么许多医患冲突都可以避免。

（本文作者：任子彤）

之九——医患关系

如果说至亲的离世让我立下要在医院工作的目标，那么《心术》这部剧就真正让我对医院产生了向往。

《心术》是由六六写的小说改编而成，小说当然不是闭关虚构，而是作者实地考察半年之久的产物。剧情生动形象，塑造的人物形象饱满。整部剧以主人公霍思邈为主线，拉开了医患、医护、护患之间矛盾与感动的帷幕。

整部剧值得我们医学生关注的焦点有三个：医护人员、患方、医疗事件。

什么样的艺术作品能引人入胜，让人身临其境、潸然泪下？无论你的身份是患者或是患者家属，医生或是护士，这部剧都会带给你感动。先从医疗事件说起，这部剧里有三个让我感动的事件：患病而无费医治的赖月金被父亲带进大城市，接受了医护人员的募捐和全力救治，可惜治好了病却还是因为近亲结婚引起的全身血管畸形而亡；不孝子将母亲抛弃在医院，医护人员一次又一次的不忍，让老人一直留了下来；还有一个就是为南南寻找肾源的过程。

在这部剧中，虽然有冲动伤人的患者家属，但是我看到的更多是懂得感恩的患者。傻得可爱却带来温暖的十三姨；懂得感恩、大方明理的赖月金的父亲；善良的捐给南南肾脏的人的父母。回忆起他们，让我想起见习时，那些含糊不清对着我们说谢谢的爷爷奶奶。医院，总是一个充满感动的地方。

剧情中有三个特别的医护人员：弃医从律的谷医生；离开医院的护士张晓蕾；医术高明的"孤美人"顾晓梅医生。前两人都是因为医患矛盾和医疗事故带来的伤害，最终放弃了这个职业；最后一个却在从医生涯中得到了成长。医术高明却为人冷淡的顾医生，屡屡遭到患者举报，为了改变她，主任让她参与了自己的治疗。原来医术并不是决定患者康复和满意的关键，良好的沟通和关怀才是对患者最大的温暖。后来"孤美人"患了癌症，真正理解了患者的内心，治愈后成长为一名优秀的医者。

《心术》这部剧，情节并不是很跌宕起伏，轻松自然的气氛却引人深思，让民众对医护人员有所改观，在一定程度上缓解了医患矛盾，是一部值得一看的好剧。

（本文作者：李文倩）

（六）《遗愿清单》观影反思作品

之一——关爱家人，关心自己

今天我给大家推荐的是一部电影《遗愿清单》，讲的是两个癌症晚期病人在人生的最后一段日子里做了一些自己一直想做的事情。在这个过程中，他们有过犹豫，有过兴奋，有过放弃，但最终他们的勇气和毅力让我感动。我很羡慕他们在人生的最后一段时间做了自己想做的事，就像影片开头说的：他们在人生的最后一段时间比许多人过得都有意义。这些事情有的很刺激，也是我们许多人都很想做，却一直都没有付诸行动的，比如

"高空跳伞""攀登珠穆朗玛峰"等，有的事情很新奇，如"大笑到流泪""亲吻世界上最美丽的女孩"，如果你们想知道他们最后亲了谁的话，就去看这部影片吧！

最触动我的是这部电影的末尾，他们两个人都回归了亲情，在家人的陪伴下走完了人生的最后一段路。所以在这里我想说，家人真的是我们最后的支柱，至少对我而言是这样的，在我情绪最低落的时候，我最先想到的就是我的家人。所以爱我们的家人吧！还有，我想对大家说，请爱惜你自己的身体，毕竟身体是革命的本钱，现在的我们因为各种各样的事情，时常会不好好吃饭、睡觉，但是我希望大家能管理好自己，莫要为了逞一时之快而损耗自己的身体！有时间就多去锻炼身体。最后我想说，如果有一些事情真的很想去做，就不要犹豫，只要这件事情没有触犯法律，没有违背道德，没有损害公众的利益，就像这部影片中的两位男主一样，就勇敢去做吧！不要让生活留下什么遗憾。

（本文作者：赵燕）

之二——人生的意义

人生的意义是什么？答案众说纷纭。有的人说是看死后留下了什么东西，有的人说看信仰，有的人说要用爱来评判，还有人说人生根本毫无意义。电影《遗愿清单》刚开始就提出了这个引人深思的问题，相信每个人都有自己的答案。

起初看这部影片，完全是为了完成课程作业，但是从播出开始我就被刚才的那番话吸引，进而有了认真看下去的欲望。然而在影片前十分钟我都无法分辨这个清单到底属于谁，我觉得这完全就是一个脾气暴躁、有钱的白人老头和一个穷而不困、为儿女家庭放弃梦想的黑人修理工在病房的日常糟心事儿。为了验证遗愿清单到底属于谁，好奇心驱使我继续看下去。

渐渐地，心中那份只为了一个答案而去坚持看这部电影的迫切感淡了，我被这两位老人精湛的演技吸引，心情也随着他们的病情起伏。看着两位老人从起初在病房的痛苦到环游世界的洒脱，从得知生命即将终结时的沉默到坦然谈论死后的葬礼，感受着他们从反抗到迷茫再到绝望最后到坦然的过程，我意识到世事无常，总有遗憾。我们应该好好珍惜现在，但更为重要的是，我们要有勇气去弥补自己的遗憾。

影片中两位老人玩跳伞，爬雪山，看金字塔，乘坐私人飞机。在生命的余晖中，他们的强劲生命力发出了朝阳般的光芒。与其躺在病床上浑身插满管子，当然不如踏上旅程，看尽人世繁华。

我以为片子会以明快的节奏讲述两位老人肆意挥洒人生的最后时光，然而，在影片中的后段他们都选择了回归家庭。

《遗愿清单》这部电影其实是想告诉我们，把握现在。没错，不管明天会发生什么，我只在乎现在，也就是活在当下。心里的愿望在有机会的时候就不要放弃，要勇于实现，因为每个人都不知道明天我们会在哪里。

（本文作者：沈晓妮）

之三——最后的愿望

假期看了《遗愿清单》这部电影，这部电影是围绕着两位相同又截然不同的老人展开的故事。相同的是两位老人身患重病，命不久矣，不同的是两位老人的家境完全不同。

黑人卡特学识渊博，但是为了家人能过上相对富足的生活放弃了当历史教授的梦想，而是当了一位汽车修理技师。家庭幸福，子孙满堂。富商爱德华虽然有钱结了四次婚，但还是孑然一身。病后两人住在了同一间病房。两人在得知都只剩下不到一年的时间后，没有在病房中度过余生，而是制定了遗愿清单，并付诸行动。

他们的清单上的内容有跳伞、飙车、登珠穆朗玛峰等他们想做却没做过的事。他们的身份不同，但是他们身上都有着约束，束缚着他们不能去完成自己的梦想。其实世界上的所有人都是伴随着遗憾和约束成长起来的。人生，就是由一个遗憾、再一个遗憾累加组合而成的，只有当面对死亡的时候，才会发现一生中，错过了许多美好的景色。

当清单上的列项一条一条被划去时，却有更多的愿望加入进来。生命的最后几个月，两位老人明白了生活的真正含义，他们用经验与智慧使遗憾的一生逐渐丰满美好，找到了束缚下那个一直隐藏起来的真正自我。实现遗愿的过程有的不仅仅是疯狂，更多的是快乐，还有面对死亡这个问题时更加淡然的思考。在他们一项一项地实现清单后，爱德华和女儿重归于好，卡特也找回了与妻子间的爱情。

"我们的生命如同溪流，朝着同一个方向奔流，无论是朝着天堂的芳草地，还是在瀑布的迷雾中，一定要找到属于你生命中的快乐……"

（本文作者：桑盈盈）

之四——人生的意义

如果被告知生命只有几个月或者最多一年的时间时，你会做什么？也许你从没想过这个问题。

影片中的两位主人公就是因为都被告知生命所剩无几，住进了同一间病房而有了交集。一个是白手起家的富翁爱德华，一个是博闻强识的机械工卡特，当他们都经历了疾病的磨难，接受了自己生命的时光所剩不多的事实后，他们成了朋友。卡特有一个遗愿清单，当写下三个愿望后，他偷偷把那页纸扔了，却被爱德华无意间看到，他决定帮卡特实现愿望，并在遗愿清单上加上了自己的愿望。临行前，卡特与妻子大吵一架，因为他妻子认为，离开医院去旅行就相当于放弃治疗，但最终卡特还是与爱德华一起踏上了实现愿望之旅。

他们一起去高空跳伞，一起去埃及看金字塔，一起开赛车。当结束了这一系列旅行后，卡特也与妻子和好如初，用他妻子的话说："没有旅行前的丈夫是陌生的，回来后，卡特又变成了丈夫。"

影片开头提到人生的意义是什么，答案众说纷纭。有人说要看他留下了什么，有人认为要看他的信仰，有人说要用爱来评判，还有人说人生根本就毫无意义。我觉得可以从那些以你为镜的人身上看到你自己人生的意义。

两个濒临死亡的主人公在实现他们遗愿的过程中体验到的快乐让我觉得，我们真正该关注的是现在，关注此刻自己究竟想要什么，关注自己的心灵需求，从而让自己的人生不留遗憾。

（本文作者：蓝燕）

之五——找寻生命的快乐

"我们的生命如同溪流，朝着同一个方向奔流，无论是朝着天堂的芳草地，还是在瀑布的迷雾中，一定要找到属于你生命中的快乐……"这是影片《遗愿清单》中卡特写给爱德华的信中的最后一句。

富翁爱德华与修车工卡特本是毫无关系的两个人，却因身患癌症成为同房病友。不同的是病症，相同的是他们的时间都所剩无几。他们也由相互厌恶到无话不谈，成为好朋友。

一次偶然的机会，爱德华看到了卡特的遗愿清单，他觉得很有意思并把自己的遗愿也写进了这份清单。他们决定一起踏上冒险之旅，实现清单上的遗愿，他们完成了"跳伞""赛车""笑到流泪""去长城""亲吻美丽的女孩""亲眼见证奇迹"等愿望。

而现实中我们总是给自己找借口来拖延本来最应该做的事情，直到生命的最后，才发现自己一直都是碌碌无为，曾经最想要做的事情却被遗忘，最快乐的时刻却被耽误。两个老人在生命的最后时刻实现了他们的愿望，他们是幸运的，他们找到了属于自己生命中的快乐。

电影的最后，两位老人在旅途中感悟到了人生的意义。当初拒绝回家的卡特选择回到了家中与亲人相聚。爱德华也尝试与久不来往的女儿和解，并吻了世界上最美丽的女孩——他的外孙女。卡特的骨灰，被装在鱼罐头里，埋在了世界上最高的喜马拉雅山脉上。二十年后，爱德华去世，他的助手将他的骨灰也装在了罐头里，与卡特的骨灰埋在了一起，随后划去了遗愿清单里的第一条"亲眼见证奇迹"，因为爱德华多活了十九年零六个月。

一定要找寻到生命中的快乐，不要等到了生命尽头才去做想要做的事情，不要给自己的人生留下遗憾。

（本文作者：王雨林）

之六——梦想

我在很久之前就听说过《遗愿清单》这部电影，也知道这是一部很出名的电影，但我一直没有看，直到这部电影被当作我的假期作业。

主人公之一黑人卡特患了癌症，他博学多才，睿智豁达，但平凡无奇，是个普通人。他在年轻时立志成为一名历史教授，但因家庭无奈放弃了理想，做了40年的技师；卡特后来的挚友白人爱德华也患了癌症，他富有，性格暴躁，唯利是图，家庭不美满。两人因命运的安排，开启了实现遗愿的旅途。

医院的夜晚没有陪护，只有邻床的病友和你一起呕吐，一起疼到发抖无力。或许，这就是病，当你有了病痛，爱人虽然担心但不能替你受，家人尽管心痛却不能放弃工作，放弃养活家庭的责任时时刻刻陪伴着你。病痛仿佛一张你未兑现的百万彩票，只属于你，别人无法领取，或许你只能和同样"中奖"的票友一起分享"中奖"的感受。

卡特过去的40年里没有为自己而活，他承担起丈夫的责任，抚育儿女，为家庭在汽车下沾满油污地工作。而爱德华虽然有钱，但没有家庭的关爱，在他生病期间，陪伴他的只有冷酷帅气的助手。他的前半生充满了金钱和欲望，国家总统向他咨询经济趋势，和地位高贵的人共进晚餐，摩登女郎夸赞他幽默风趣，但谁能在他生病的时候探望他呢？当两人被宣判只有6个月的生命时，他们决定来一场精彩的愿望实现之旅。

他们在爱德华助理的帮助下品尝法国的红酒牛排，感受金字塔的古老神秘，想象天堂之门的开启，领略喜马拉雅山的凛冽神圣，沉醉于香港的迷人多情……他们在旅途中互相吐露心声，互相慰藉，最终回到家乡，投入家人的怀抱。

两人年龄相近，卡特先行一步，永远停留在60多岁，而爱德华创造了一个医学奇迹，活到了81岁。一路走来，爱德华帅气冷酷的助理吉米不再冷酷，他帮助两位老人实现愿望，最后替他们登上喜马拉雅，将他们葬在一起，两位老伙计又在一起了！

人，总要为自己活一次，为自己的梦想活一次。在生活中，我们有很多牵绊，但是，能实现的愿望就尽量实现吧，不要等到来不及实现，不要等到没有机会实现。想说的话赶快说吧，想见的人快见吧。

（本文作者：董佳康）

之七——感悟人生

电影《遗愿清单》讲述了白人老人爱德华和黑人老人卡特在得知生命已不足一年的时候，在互相交流了解后，一起列出了一份遗愿清单，一起踏上旅程，一起去做之前想做却没有做的事情。

爱德华是一位富商，经营着一家自己的医院，非常有钱，喜欢喝麝香猫咖啡，离了四次婚，他曾自嘲道，自己喜欢结婚也喜欢单身，只有一个女儿，但是女儿还不想见他。而卡特是一个机械工，虽然出身于工人阶级，但是他知识渊博，影片中经常可以看到他在看电视答题节目，且总比节目中的选手先说出正确答案，其实他一直梦想着成为一名历史老师，只是命运与突发的事件打乱了他的计划，当了一辈子的工人。

这对60多岁的老人因为身份地位悬殊，起初非常合不来，也许唯一的共同点就是都只剩下几个月的生命。卡特有一个秘密的小本，上面记录的都是一些他想做却未曾实现过的愿望，他称之为"遗愿清单"。有一天被爱德华发现了，爱德华把自己的愿望加了进去并决定和卡特一起去实现愿望。卡特列出"帮助一个陌生人""大笑到流泪""欣赏最壮丽的风景"等愿望，而爱德华的愿望看来疯狂得多，"亲吻世界上最美丽的女孩""文身""跳伞""去埃及看金字塔""猎狮"。因为共同的愿望，他们开始旅行。虽然影片最后两个人都相继病去，但是他们完成了愿望清单。

人生，就是由一个一个遗憾累加组合而成的，很多美好的事情都被我们无情地错过了。我们要珍惜生活，珍惜现在，不要等到最终面对死亡的时候，才发现这一生中有太多值得尝试的事情还没去做。

（本文作者：丁健）

之八——愿，离别时，你无怨亦无悔

我向大家推荐的是一部美国电影，叫《遗愿清单》，也叫《玩转生前事》，从名字就可以猜出这部影片的大体内容。这部影片讲述了两个将要死去的老人在医院相识，将想做却还没来得及做的事情列出来，然后一起去完成，最后这两个人被葬在雪山之巅，完成了最后一个遗愿。电影最后，卡特对着爱德华说："上天堂必须回答两个问题：1.你找到生命中的快乐了吗？2.你为他人带去快乐了吗？"

大多数人都不愿意知道自己的死亡时间，等待死亡的可怕度远远高于对死亡本身的恐惧，现在我们之所以快乐，是因为我们还没看到它向我们招手。人们总会觉得未来还有很长时间，明天还来得及，但当死亡来临的时候，我们扪心自问，我们的愿望都完成了吗？

我们每一个人都是独特的，所以生命的意义对每个人来说都是截然不同的，唯一相同的是，在我们得知就要死去的时候，总有那么多未完成的事情来不及去做，甚至好多事情都是想了无数遍的。带着遗憾死去谁都不愿意，可是为什么活着的时候总也想不起来做呢？是因为我们不知道什么时候会死去，总以为时间很多。

《遗愿清单》这部电影用事实告诉我们，正值青春年少莫蹉跎时光，否则到满头白发就会一事无成，徒留遗憾。我们应该把握现在，把每天当作是生命的最后一天，不要把今天的事拖延到明天。要趁着年轻，去实现自己的梦想。世上有许多事情等待着我们去做，有大事也有小事，但只要是有益的，我们就要努力去做，凡事不论失败，只要经历。用"与其惴惴不安地等待死亡的到来，不如淋漓尽致地享受生命的余欢"这句话来总结这部影片，是最恰当不过了。

这部影片让人明白要尽可能地去完成自己的愿望。愿，离别时，你无怨亦无悔。

（本文作者：章云）

（七）《豪斯医生》观影反思作品

大家好，我要向大家推荐的是《豪斯医生》，豪斯并不是一个普通的医生，他是一个非常矛盾的人，一个怪人，甚至他并不适合当医生，他刻薄、恶毒、任性、独裁……他让人又爱又恨。刚开始看这部剧你会觉得豪斯很差劲，他有那么多缺点，但是慢慢地你会喜欢上他，忽略甚至接受他身上的那些缺点。他很自负，他几乎不接受助手的任何意见，他把那些助手称为"小鸭子"。在剧中他几乎不受任何医院的欢迎，除了普林斯顿大学附属医院，人们都很佩服他高超的医术，如果有疑难杂症第一个想到的就是他，他也把这视为乐趣。他有自己的坚持，他从不与病人交流，他认为"每个人都撒谎"，这在病人眼中是如此异常，病人们经常怀疑他，甚至不愿意接受他的治疗。这些都让他显得如此离经叛道。

如果不是医学相关人士，刚开始看这部剧可能会认为这是一部医学科教片，因为剧中出现的生僻的医学名词太多了，但很快你就会发现，这些医学名词对于观看这部剧而言是无关紧要的。豪斯处理的都是具有挑战性和迷惑性的疑难杂症，诊疗的过程一般也都会经过不断地自我否定，这个过程有时候会显得十分惊心动魄，而最后豪斯总是能找到最终的解决方案，而这个激发灵感的诱因却往往是一件与医学和病人无关的琐事。豪斯会经常指使自己的手下深入病患家中进行搜查，根据病人的饮食起居推断其病症的诱因。豪斯最深信不疑的一句话就是"每个人都撒谎"，不管是出于什么用意，人们都会本能地向别人隐瞒一些关键信息，他擅长拆穿别人的谎言，也喜欢自己去发现真相，为此他可以不择手段。

豪斯有一大堆的怪癖，我是通过《豪斯医生》知道维柯丁这个药名的，这是一种麻醉性止痛药，常服可上瘾，这也是豪斯的人生中最致命的一个短板。豪斯医治了那么多的疑难杂症，却对自己肌肉坏死的腿一筹莫展，这也是他唯一情愿放弃尊严去换取的东西。豪斯像一个老顽童，他是日间肥皂剧的热心观众，开会时吃棒棒糖，在办公室里抛接皮球。而他身上最让人不可思议的地方是，作为一名医生，他拒绝穿白大褂，还尽量避免跟病人见面，关于病人的大部分信息，他更喜欢通过他的几个助手获得。

最后剧中豪斯与弗曼的一段对话送给大家：

弗曼：医治病人难道不是我们成为医生的原因吗？

豪斯：不，医治疾病才是我们做医生的原因，医治病人则是医生痛苦的根源。

（本文作者：赵晓璇）

（八）《实习医生格蕾》观影反思作品

之一——医生职业

这部剧已经播了十多季了，我比较疑惑，究竟是什么力量使得这部剧过了这么久仍得以连载，甚至突破200集。然而现在我明白了，这部剧不玄幻，不热血，但是特别真实，让人仿佛亲临其境，你所思所想的，仅仅是那个实习医生一天天的日常工作。

在大众看来，医生是一份光鲜的职业，是救人的勇者，在生死一瞬间，沉着冷静地与病魔抗争。母亲是一名优秀的外科医生，对格蕾有着或多或少的影响。然而当她真正踏上实习之路的时候，或许才真正明白母亲当时反对的原因。当她第一次见到病人痉挛，周围护士一遍遍问她该怎么做的时候，她一瞬间怔住了。与书上介绍的不同，真正的生死瞬间极大地考验一个人的毅力。尽管最后她完美地解决了，但是一个人在后面树林干呕的时候，更加清晰地展现出医生的脆弱、恐惧。医生并不是不怕，而是不能在病魔面前退缩，这就是责任。

我刚刚学医的时候，其实对医生并没有明确的概念，可能以后收入稳定，可以生活得比较舒坦，就是最初的想法。然而经历了解剖、机能实验的洗礼后，我才发现，医生背后所承担的比表面看起来多得多。尽管一开始会手抖，会恶心，但是只有继续坚持下去，才能慢慢适应，真正具有医生应有的品质。医生也是普通人，医生的睿智、冷静也是在一次次实操后练出来的。所以，医生也需要大家的体谅，也需要心灵上的慰藉。

（本文作者：魏自立）

之二——实习医生

《实习医生格蕾》是一部以医学为主题的电视剧，讲述的是一群年轻的实习医生为他们的梦想做出不懈努力的故事。

实习医生每天都面临很多的医学和人际沟通的问题，我喜欢他们处理问题时认真的态度，也羡慕他们与人交往时那种率真的性格，这里面也许有很多很多令人喘不过气的痛苦，有很多无法释怀的失去，有很多难以言说的隐秘；生活给他们带来挫折，带来障碍，而他们能做的，不过是拼命跨越一个又一个的难关与伤痛，去享受生活中美好的东西。在观看的过程中，故事的发展让我懂得了许多，没有永远的快乐，没有永恒的爱情，没有圆满的结局，没有不变的人、不变的心。故事的开始，女主是一位实习医生，她的同事有第一年实习期的克里斯丁娜·杨、伊泽贝尔·斯蒂文、乔治·梅利、亚里克斯·卡莱。格蕾是个试图融入现实生活的女人，但是她所从事的工作使这一愿望无法实现，她喜欢自己的上司德立克，在得知德立克是一个有妇之夫之后，她产生了较为严重的抑郁症，但在最后她也与德立克结婚并领养了一个孩子。医生面对的都是生死攸关的事，他们对自己生活中的沉沉浮浮真有些拿不准了，不过在这种竞争激烈和压力巨大的气氛中，五位实习医生为他们的友谊挣扎着，为他们的事业奋斗着。

《实习医生格蕾》通过医生经历生老病死的独特视角，讲述了不同人的生活状态。每一集都有一个主题，有一个生活困扰出现，每一集都可以看到不同的人因为不同的事，或喜悦，或忧愁。剧中人对同一件事会有不同的态度和做法，它并不明确告诉你是对是错，只是让你去思考，找出最适合自己的方法。

（本文作者：祝昊年）

第四节　医患沟通角色扮演

在开课初期，医患沟通学课程作为理论课多采用传统的授课方法，但有三大缺陷，第一，这种由老师主讲的课堂缺乏学生参与，无法赢得学生的喜爱；第二，医患沟通学是一门实践重于理论的学科，虽然学生学习了大量理论但缺乏具体实践，导致理论与实践成了"两张皮"，让学生所学无所用；第三，学生以往并无与病人沟通的经验，一旦实习真正进入临床，面对病人难免情绪紧张、语言不畅、手足无措，容易失去病人信赖，导致病人治疗的依从性不足，影响疗效。以上问题推动教研室教师不断探索医患沟通学的教学改革思路。

角色扮演教学是指教师在教学中提供一个真实的、涉及争论的问题情境，组织学生对出现的矛盾进行分析，让他们分别扮演其中的人物角色，尝试用不同的方法解决问题。通过角色扮演使学生逐步学会在实践中认识问题、解决冲突，有助于学生养成良好的社会行为。

因角色扮演教学法能够向学生提供比其他教学方法更大的思考空间和更多的练习机会，因此适合在医患沟通学课程教学实践的反思阶段运用。以下介绍此活动的目标、评价方法、方案设计。

目标：医生的扮演者需要与不同身份、疾病的病人及家属解释病情以取得他们的理解与合作，在收集病人的家庭、社会状况等信息后，分析病人的内在需求、情绪变化、烦恼和担心、对疾病的思考、期望等问题。根据这些信息灵活选择沟通方法，与病人共同制定治疗方案，改善其就医行为。

评价方法：根据医学生在医患沟通过程中展示的同理心、解释、安慰等沟通技能给予评分。

方案设计：课前由教师根据授课内容发布沟通任务，如与门诊病人沟通、与住院病人沟通等。教师提供案例关键信息，如人物的身份、病情、时间、地点、场景等。医学生自由组成小组，成员讨论如何与病人进行沟通，写出脚本。课堂上小组成员根据脚本情境进行角色扮演，学生分别扮演医生、病人、观察者等不同角色。完成沟通练习后，由观察者提出不足与建议。沟通结束后教师组织各小组交流组员练习过程中的优点和缺点，提出改进的方法，最后由教师点评、总结。

教师全程控制，加入小组讨论后听取观察者的反馈，提示角色扮演中的问题及其解决方法，督促学生查阅伦理学、医学法律法规等学科知识并应用于练习。角色扮演练习能促使学生把抽象的沟通理论知识具体化，不断巩固其理论知识，提高其人文素养。经过多次的沟通训练后学生表示，通过练习，自己与病人的沟通更自信，与家人和同学相处更愉快。

一、脚本一：与门诊病人沟通

医生：先生你好，请问你是×××吗？

病人：是的。

医生：好，请说说你的情况吧。

病人：你好医生，我最近一段时间感觉特别口渴，每天喝两暖瓶水还是觉得很渴。而且每天小便次数增多，有时一天能达到十几次。

医生：你这样有多久了？

病人：大约四个月了，最近一个月这种情况加重了。

医生：那小便什么颜色？小便时有疼痛的感觉吗？

病人：小便颜色正常，也没有疼痛的感觉。

医生：你最近的食欲怎么样？

病人：吃得比以前多很多，但不知道为什么瘦了很多。

医生：你之前呢，饮食规律吗？喜欢吃甜食吗？

病人：因为我是部门经理，有很多应酬，工作也比较忙，饮食很不规律。平时我很喜欢吃甜的食物。

医生：你父母身体怎么样？有没有兄弟姐妹，他们的健康情况呢？

病人：我母亲有糖尿病，有一个哥哥，他也有糖尿病。

医生：你之前有没有测过血糖？

病人：没有测过。

医生：那我先给你测一下血糖吧。医生拿出血糖仪帮患者测量了血糖。

医生：你的随机血糖浓度超过了正常值，你现在再去测一下尿糖吧。检查完我再进一步诊断你的病情。

患者做了尿糖的检测，检查结果为尿糖（++++）。患者将检查结果递给医生。

医生：现在初步诊断为糖尿病，需要住院治疗，你去一楼办一下住院手续吧。

病人：哎，我就是有点不舒服，你怎么就让我住院呢，我工作那么忙哪有时间住院啊！你们医院是不是就是想收我的钱？

医生：请你先冷静，先听我说。你的情况我也了解了，作为一名部门经理，工作肯定忙，但是你看啊，你之前可能也听说过糖尿病这种疾病的危害。作为一名专业的糖尿病医生，对此我深感理解，我希望你能相信我。再忙咱也要注意自己的身体啊。身体可是革命的本钱呀，你说是不是？所以你还是先住院检查检查吧。

病人：那好吧。

点评：

这是一个与门诊患者的沟通过程。整个沟通内容涉及问诊、疾病告知、说服。在整个沟通过程中，扮演医生的同学认真询问了病史，从开始问诊、建立关系，到收集病人的基本信息（主诉、现病史、家族史等），整个过程清晰有条理。在明确诊断后建议病人住院，对病人的误解耐心解释说服，最终获得病人的配合，是一个较成功的医患沟通过程。

问诊是病史采集的主要手段，是解决病人诊断问题的大多数线索和依据的来源，同时也有利于建立良好的医患关系，达到教育患者的目的。因此，问诊是每个临床医生必须掌握的基本功，但因其内容较多，涉及各科知识和临床整体思维，对于医学生来说，还是有一定难度的。

在沟通后期出现了沟通障碍，也是此沟通过程的不足之处——医生未了解病人的疾病知识情况，只是简单地认为病人肯定知道疾病的相关知识，导致病人依从性不高。

医生明确诊断为糖尿病后，建议病人住院治疗，但遭到病人拒绝："我就是有点不舒服，你怎么就让我住院呢，我工作那么忙哪有时间住院啊！你们医院是不是就是想收我的钱？"

从病人的语言信息中可以发现，病人拒绝医生建议有三方面原因：一是病人不认可自己当前的工作情况适合停止工作入院治疗；二是病人对于医生不够信任；三是病人对于疾病的知识掌握不够。

当病人不理解自己所患疾病时，医生建议病人住院，病人不会配合甚至产生对医生的不信任。这位糖尿病病人不知道多尿多饮、消瘦是糖尿病的症状，他把此症状归咎为身体的一点不舒服，又受到当前社会大环境的影响，认为医生危言耸听，认为医生是从医院的经济利益角度考虑才提出此建议。医生在与医学知识缺乏的病人进行沟通时，耐心细致地讲解相应的医学知识非常有必要。但此案例中医生对病人的相关知识缺乏不敏感，没有及时解释糖尿病的诊疗知识。

本案例中的医患之间是主动—被动型的医患关系。这是一种医生主动患者被动的不对等的医患关系。此类医患关系模式适用于休克、昏迷、精神疾病、幼小儿童等无法表达主观意愿的患者，但对糖尿病等慢性病患者并不适用。因为医务人员总体文化程度较高，他们受过系统的医学教育和诊疗的技能训练，在专业知识上具有得天独厚的优势，而且有着丰富的临床经验。相比之下，患者对疾病知之甚少，他们需要医务人员提供相应的医疗服务和医疗救助。医务人员和患者之间的医学知识的不对称性，使部分医务人员在沟通中占据了主导地位，不关注病人对疾病的认识和需求，常以主动—被动型的医患关系与病人交往。对于糖尿病等慢性病患者来说，他们更适合共同参与式的医患关系模式，即患者和医生共同商讨决策，医患双方在诊治疾病的过程中都能够发挥出主动性和积极性。

本案例中病人突然得知自己患了糖尿病，而且还需要立即住院，此时疾病就是严重的压力事件，导致病人产生焦虑、愤怒的情绪。面对这种情况，医生的沟通应分三步进行。第一步，医生先表达对病人的肯定和理解，让病人感知到医生的关怀和支持。第二步，告知病人糖尿病知识，用通俗易懂的语言向病人告知病情、医疗措施、医疗风险、治疗方案及其他与所患疾病相关的内容。在医疗措施方面应告知病人各种不同诊疗方法的内容、理由、目的、预期效果和如果不实施的后果。第三步，医生以平等尊重的态度，切实从维护病人健康的角度入情入理地提出入院治疗的建议，询问病人的选择。

可见，在临床问诊中，医生有一个不能忽略的重要任务，就是要使用通俗易懂的语言充分地向患者和家属解释病情，解释疾病的诊疗措施和康复指导以获得病人的理解和配合。

二、脚本二：与胆结石病人沟通

背景介绍：王某，男，45岁。右上腹疼痛，有恶心、呕吐、腹泻等症状，超声检查后确诊为胆结石。医生要将这一情况告知患者。

医生：王先生，请坐。

患者：医生，我这身体是什么毛病？

医生：王先生，根据您提供的病史结合您的检查结果，我们初步判断您得了胆囊结石。

患者：医生，这病很严重吗？

医生：王先生，您别紧张。你要和我好好配合，治疗的效果才会好。

患者：行吧，那我该怎么办？

医生：您的胆结石发现得比较早，只要您以后注意清淡饮食，多吃蔬菜水果，并按要求服用药物，便能医治好。

患者：医生，我的一个朋友也得了胆结石，他可是开了刀才治好的，我为什么不用开？你不会是骗我吧？

医生：王先生，是这样的，不是所有的胆囊结石都必须做手术。胆囊结石的手术是有相应的手术指征的。您的胆结石比较小，只需通过吃药就可以打掉石头。

患者：行，我知道了。那我应该吃什么药？

医生：针对您的情况，您应该服用结石清胶囊或复方通胆片。

患者：哎，医生，您这开的药和我网上查的不一样啊！您不会是搞错了吧？

医生：王先生，每个人的身体情况不同，开药需要因人而异，网上的方法并不是治疗您的病情的最佳方案。

患者：好吧，那谢谢您了。

点评：

这是一个告知病人病情的沟通过程。从起初病人的紧张、焦虑、不信任到信任医生并与医生合作，整体来看，沟通是有效合理的。

1964年世界医学大会通过的《赫尔辛基宣言》和1981年的《里斯本宣言》都肯定了医疗机构的告知义务和患者的知情、选择权。卫生部于1982年发布的《医院工作制度》是我国医疗知情同意权的萌芽。《执业医师法》《医疗事故处理条例》《侵权责任法》等对医疗告知也作出了明确规定。《侵权责任法》第55条规定，医疗机构应告知患者的病情、医疗措施、医疗风险和替代的医疗方案。

（一）沟通优缺点分析

在此医患对话的脚本中，医生及时与患者沟通，明确告知患者的诊疗方案。整个沟通过程内容完整，优点是沟通目标明确，内容表达清晰，通俗易懂，最后双方能够达成共识。但在告知病情的沟通过程中，有两个不足之处。

第一，医生回避病人对疾病严重性的询问。当病人提出"这病很严重吗？"暴露出病人内在的焦虑、恐慌的情绪。但脚本中的医生没有正面回应病人的提问，而是回避问题，说"您别紧张。你要和我好好配合，治疗的效果才会好"，直接改变话题邀请病人与自己合作。这样的回应会让病人心存疑虑，甚至有病人会认为自己患了不治之症，医生才会向自己隐瞒真实的病情。

因此解决这个问题的核心在于医生正确解读病人的心理，准确理解病人的需求和期待。脚本中的医生忽略了病人内心的焦虑和慌乱，更关心对疾病的诊治。这样的表达，内在的原因在于这位医生的眼中没有病人只有疾病，仅重视用专业知识促进病人身体的康复，但忽视病人的心理需要，导致病人不信任医生，对医生提出的诊疗措施半信半疑，最终治疗效果肯定会受影响。

第二，针对治疗方案的告知沟通。当医生提出治疗方案，但病人充满疑虑,还谈及自己朋友的治疗经历,这也是患者不信任医生的表现。可见建立良好的医患关系,对于医患间的告知、解释工作都具有莫大的意义。脚本显示医生这部分的工作做得尚不到位,导致病人对医生不信任,"你不会是骗我吧?""您不会是搞错了吧?"这样的表述一方面是因为病人缺乏相关疾病知识,另一方面也说明病人起初的焦虑、恐慌的情绪仍未缓解。所以医生对他进行了健康教育,对胆囊结石相应的手术适应证,手术治疗的认知误区进行了解释。

在建立医患关系的时候,医务人员除了从语言上表达对病人的同理心和真诚、尊重之外,还可以借用非言语信息,可能只是拍一下肩膀、一个眼神、一个笑容,就能起到良好的沟通效果。

(二) 医患沟通原则

医患沟通的意义,在于了解病人的内心感受和需求,取得病人的信任,建立治疗联盟。双方可以补充、完善治疗方案的细节,使治疗方案更符合病人的具体情况,获得病人更好的支持。良好的医患沟通应遵循如下基本原则。

1.平等与尊重原则

平等与尊重是医患沟通的首要原则。患者具有承担支付医疗费用的义务,享受接受医疗服务的权利;医务人员具有承担提供医疗服务的义务,享受医院给予薪酬的权利。医患之间的契约关系性质,决定着双方的关系是平等的、自愿的。作为医患关系的双方,不管是医务人员还是患者,都是平等的社会人,双方都需要被理解和尊重。在疾病诊治过程中,医师应尊重患者的要求和建议,双方的融洽关系有助于提高诊治效果。

2.知情同意原则

医患关系是一种法律关系,医务人员在与患者及其家属沟通时,必须遵守现行的法律法规,明确自己的权利和义务,尊重患者的权利和义务。知情同意的目的是尊重患者的自主权,鼓励医患双方共同理性决定、协作配合,为医疗卫生活动的顺利开展而共同努力。

3.理解与宽容原则

医患双方在交往时，要换位思考，相互理解。首先，医务人员要理解患者的痛苦，患者到医院就医，身心都处于不良状态，渴望得到救治并获得有价值的医学信息，如果医务人员态度冷漠，他们难以对医务人员建立信任感；其次，患者也要理解医务人员，医务人员肩负治病救人的神圣使命，运用毕生所学医学知识和技能，竭尽全力挽救患者生命、帮助患者恢复健康，如果遇到患者及其家属的指责，甚至污蔑和辱骂，就会对自己的工作产生怀疑，不利于建立和谐医患关系。

4.以人为本原则

患者就医的根本目的是得到医务人员专业的诊治，实现生理层面的健康。同时，医患沟通的目的还要关注患者心理健康，协调医患关系，进而促进医疗活动的顺利进行，实现心理和社会层面的健康。在具体的沟通情境中应区分沟通对象，医务人员每天面对的每一位患者，所患疾病不同，其性格特征也不同，因此应根据患者性格、疾病等因素，采取不同的沟通方式和沟通内容。

5.保密原则

医疗卫生活动过程中，经常涉及患者的隐私，在未经患者知晓和同意的情况下，医务人员有义务为患者保密诊治过程的一切信息。如果医务人员泄露患者信息，甚至对患者的隐私表现出鄙视和不屑，会严重损害患者的自尊，也会影响日后的医患沟通。

三、脚本三：与手术病人家属沟通

背景介绍：地点为某医科大学附属医院会议室。时间为手术前一天早上医生查房后。人物为主刀医生和患者家属。

医生：你是×××患者的家属？

患者家属：是的，我是他的儿子。

医生：您好，明天×××要手术，我们需要跟家属谈谈手术的一些问题，一方面，我们可以了解病人家属的想法；另一方面，我们也会向你们介绍一些手术当中可能出现的问题以及不确定因素。（态度认真，语速缓慢）

患者家属：医生，您这话是什么意思啊？您当时不是跟我们说这个手术很常规，手术的成功率很高吗？怎么又出现这样那样的问题了？（家属情绪出现波动，语调升高）

医生：您先别激动，听我把话说完。术前谈话是每台手术前都需要完成的项目，这次谈话我们会详细地向您介绍我们对于这次手术的术前诊断、手术方案、可能在手术中出现的意外以及术后并发症等状况。

患者家属：好的医生，那您说。

医生：您母亲的肿瘤是胶质瘤，胶质瘤是咱们大脑内部最常见的恶性肿瘤。通俗来讲，就像是一个逐渐长大的"坏小孩"，但我们大脑的"警察"们却拿他没有办法，最终他会破坏我们的大脑。针对您母亲这种情况，我们目前有两套方案：第一种是手术，直接割掉肿瘤；第二种是保守治疗，就是放疗和化疗。但是这两种方法都没有办法根治，只能说是延缓肿瘤的生长。

患者家属：医生（打断医生的话），我听懂了一些，我们还是坚持要开刀，有问题必须铲除。

医生：那好，那我们接下来谈一下手术中或术后可能出现的问题，手术中最大的问题就是出血，如果在手术中失血过多，病人就可能有生命危险，而且根据您母亲的既往史来看，您母亲还患有高血压，这也是手术的潜在危险因素……

患者家属：医生请等一下（患者开始慌张），您之前可不是这么说的，您说你们医院的技术是国内一流的，你们医院每周都做好几台手术，成功率非常高，怎么现在动不动就是我妈很危险。

医生：每台手术都有很大的风险，但是我们不能因为风险大就放弃，就像是现在有些传染病感染率很高，但我们总得有人在一线去给患者治疗，你说对吧？有经验的专业医生会将这种风险降到最低，但不代表不存在风险，您能明白我的意思吗？

　　患者家属：医生我听懂了，我不懂医学，但我相信你们，希望你们能认真地救治我的母亲。

　　医生：好的，其他的一些手术风险以及术后并发症及预防措施都在您面前这张纸上，如果没有问题的话就在下面签字，我们就开始准备手术了。

　　点评：

　　手术是外科疾病的主要治疗方法之一，手术的创伤性和高风险性决定了外科手术成为医疗矛盾与医疗纠纷的高发区。手术作为应激事件，对患者及其家属具有明显刺激，需进行良好的医患沟通，力求减轻其不良影响。

　　手术沟通分为术前沟通、术中沟通和术后沟通。此沟通属于手术前沟通，沟通过程中医生告知病人家属手术治疗方案、预期结果、可能出现的意外和并发症，其间病人家属因不理解而出现情绪紧张、疑虑和不安，但在医生耐心细致的解释下，病人家属对此表示理解，并在手术同意书上签字。

　　本脚本中，医患沟通中医生沟通的优点在于，医生能认真倾听患者家属的诉求，设身处地地站在患者的立场上，体验并理解患者的认知和感受，对其感受予以认同，舒缓患者的不良情绪。

　　手术谈话能体现出一个外科医生的医术、医德和责任心。不仅如此，它对促进医患交流、改善医患关系、减少医疗纠纷具有非常重要的作用。在手术前沟通中，应注意以下内容。

（一）术前指导

　　手术前，医务人员应为患者提供正确的心理疏导，指导患者加强自我训练，管理好自己的情绪，调动患者的主观能动性，配合医生，迎接手术。医务人员要以真诚的态度对待患者，与其交谈，使其有安全感，取得其信任，才能积极影响和改变其情绪；还要将心比心，学会心理换位，理解其思想和情感，分享其情感体验，真切表达对患者的关爱。医者的积极情绪与信念也会对患者的情绪和信念产生积极的影响，手术医师要适当展现对实施手术的信心。睡眠对手术的顺利开展是非常必要的，术前要告知患者休息好。医护人员还要对患者的饮食进行指导，以免影响手术，防止产生并发症。

（二）术前谈话

术前谈话与签字是手术治疗的一种常规制度。手术前，医生要找患者、患者家属或代理人谈话，告知患者手术的名称、方法、时间、应急预案等，并要求他们在谈话记录上签字确认。只有征得患者及其家属的知情同意后才能实施手术治疗。

术前沟通时，要注意实事求是地说明病情、手术疗效与风险，切忌主观片面、夸大其词，以免造成医患纠纷；解释要全面到位，对术中、术后可能出现的危险与并发症进行全面说明，使患者及其家属有充分的认识和思想准备，也要介绍医生为防止风险及并发症所做的准备与努力，取得家属的信任和理解；要根据每位患者的具体情况，有针对性地进行个体化沟通，避免书面沟通的形式化和千篇一律。术前沟通还要注意求同存异，确认医患双方的共同目标，形成"治疗同盟"，不能使患者及其家属感觉医务人员在想方设法推卸责任，导致其拒绝签字而影响治疗方案的实施。对于某些病情危重、预后较差者，如直接与患者沟通不利于其治疗，则应执行保护性沟通措施，与患者进行选择性沟通，但与其家属沟通要全面。

（三）术前签字

术前签字是医患双方共同确认双方已经就手术情况进行充分沟通，患方在充分知情条件下同意开展手术治疗，认同手术方案。沟通签字时，要注意患者家属与患者的关系及家庭成员的构成，选择合适者进行沟通。

此脚本的沟通中，医生在与患者及其家属谈及手术风险时，病人家属不理解，情绪激动，面对这样的情况，我们的沟通应重视以下三个方面。

首先，医生一定要反复强调手术的必要性，如果不手术，可能会产生不良后果，因此必须承担相应的风险，建议病人及家属理性决策。医生可以用通俗易懂的语言举出一些生活中常见的现象进行说服。此案例中，医生就举出疫情中，救治病人的风险。帮助病人理性看待手术的风险和益处。

其次，医生要增强病人及其家属战胜疾病的信心，防止部分患者过分担忧手术中的意外情况，放弃手术治疗的机会。

最后，外科医生在谈话前要特别强调谈话、让病人在手术同意书上签字并不是为了推卸责任，而是尊重患者的知情同意权，患者有对手术治疗的选择权利。

手术治疗的效果是患者最关心的问题。手术前沟通要对手术效果有客观认识。大多数外科疾病，手术治疗后疗效明显，立竿见影。因此，大多数患者及其家属具有急于求成的心理，甚至看不到立竿见影的效果就埋怨医生，引起不必要的医疗纠纷。因此，在术前要把手术治疗的效果客观理性地告知患者及其家属。有的外科医生术前可能过分夸大手术的作用，结果反而给患者造成极大的失望。由于疾病的种类、个体差异和病程进展的不同，手术治疗的效果无法预测。特别是有些疾病的手术治疗效果的迟滞性和不可预测性，一定要提前告诉患者及其家属，使患者对预后有充分的认识和心理准备。本脚本中，医生在沟通中就明确告知家属目前手术治疗不能够根治其家人的疾病，让其明了后再做决定。

四、脚本四：与高血压病人沟通

背景介绍：一名55岁女性患者，因头痛、头晕来医院就诊，有高血压病史。

医生：你好，有什么不舒服的吗？

患者：我最近老是头晕、头疼。

医生：你有什么既往病史吗？

患者：我有高血压，之前在吃药，但是可能最近又复发了。医生啊，你赶紧给我看看吧，难受死我了，这一天天的，我还要上班呢，谁能受得了啊！

医生：可以理解，高血压的确很难受。你先别着急，现在高血压算不上什么大病，只要坚持治疗，是可以控制得很好的。你是一直在吃药吗？最近有没有熬夜、喝酒啊？

患者：前一阵子我感觉好点了，就没有再吃药了。最近我也没有熬夜、喝酒。

医生：高血压需要一直吃药控制，你这次很可能就是因为没有药物控制才导致复发。

病人：可是我感觉已经好多了啊，为啥还要吃药？身体没什么事的话谁想天天吃药啊？而且买药又要花钱。

医生：高血压这个病是没有办法根治的，只能通过药物来控制你的血压，所以你得一直吃药才可以。你图省钱不吃药的话，要是控制不住危及生命了，那多不划算啊。年龄越大得高血压的可能性也越大，所以你更应该注意按时吃药。不要熬夜，戒烟戒酒，因为这些是导致高血压的因素啊。

患者：这确实有点吓人，好吧，那我平常注意。

医生：高血压还可能有其他的并发症，这样吧，我给你开几个检查，你去检查一下心电图和血液生化等，看看有没有其他并发症，检查一下也安心一点。还有以后一定要按时体检，如果有什么并发症要早诊断、早治疗。

患者：行吧，我了解了，谢谢医生。

点评：

这是一个医生与高血压病人的沟通过程。针对病人的不遵医行为，临床医生对病人进行了说服沟通。从整个的沟通过程来看，医生表达过程流畅，内容完整，具有一定的说服力，能够在一定程度上表达对病人的关心和理解，整体沟通表现较好。高血压是临床常见病，是以动脉血压持续升高为主要临床表现的综合征，常影响心、脑、肾等重要器官的结构与功能，对健康危害极大。

病人往往对高血压的危害认识不足，到出现症状时才寻求医治，如果血压长期得不到有效控制，就会出现并发症甚至是重要器官功能衰竭。所以在治疗高血压的过程中，医生不但要积极治疗疾病，而且要与患者及家属积极沟通，提高患者的治疗依从性。

（一）与高血压患者沟通的内容

首先，医生需要充分向患者讲解清楚高血压的发病机制、发病原因和治疗方法，取得患者的信任。

其次，高血压患者要听从医嘱按时服用降压药物，并且自行测血压，若发现血压有明显异常，应立即到医院复诊，联系医生调整降压药物的用量，或者是更改其他类型的降压药物。

最后，医生应告诉患者，高血压病人需要低盐、低脂饮食，保持心态平和，适当运动，戒烟戒酒等。患者应该严格遵医嘱执行，这样才能更好地降低血压，把血压控制在正常范围。

作为全球总疾病负担的首位危险因素和全球过早死亡的首位原因，高血压就像是一位沉默的杀手，悄无声息地夺去人类性命。不稳定性心绞痛、心肌梗死、短暂性脑缺血发作、缺血性卒中等都与高血压有关。

（二）遵医行为及其影响因素

遵医行为是指患者遵照医务人员开列的处方或其他医嘱进行检查、治疗和预防疾病复发的行为。影响遵医行为的因素有以下几个方面。

1.医患关系

医患关系的好坏直接影响患者的遵医行为。如果患者和医生有良好的医患关系，对医生信任和满意，则遵医行为好，反之则遵医行为差。

2.医生的技能和职业素养

医生的技能和职业素养高，则患者的遵医行为好，反之则不好。

3.药物和检查的合理性

药物和检查合理，则患者的遵医行为好，反之则不好。

4.医嘱内容

简单的医嘱内容容易遵医，而复杂的治疗方式则会影响遵医行为。患者对医嘱内容未能理解或未能记住，对药物服法、剂量等记忆不清，尤其是在多种药物合并服用时，容易发生服错剂量、服错时间或忘记服药禁忌等。

5.患者的期望

如果治疗方法与患者的期望差距太大，则不容易遵医。

6.疾病的过程

患者所患疾病的过程会影响遵医行为。病程越短，遵医行为越好。一般急性发病期的患者都能遵守医嘱，而慢性病患者需要长期治疗，则遵医率较低。

五、脚本五：与急诊病人沟通

背景介绍：病人，男性，47岁，因腹痛来急诊科就诊。

病人：（家属扶着病人，病人捂着肚子）有人吗？有值班的吗？

医生：怎么啦？来，快躺下，别急，慢慢说。

病人：哎呀，太疼了，别说那么多，快点儿帮我看病吧。

医生：这位病人，您先别着急。

病人：你当然不急，你知道我多难受？

医生：你叫什么名字啊？

病人：周某某。

医生：今年多大了？

病人：47岁。

医生：以前有过什么病吗？

病人：没有，能吃能喝，哎哟，难受死了，满肚子都不好受，别问了。

医生问家属：他是个什么情况？

病人家属：（紧张）他，他肚子疼。他今天晚上和几个朋友出去吃饭，回来刚睡下没多久就说肚子疼，还吐了一地，我看里面好像是有红色东西，就赶快来看病了。

医生：（对病人）你先躺下，我得先给你检查一下，才好给你治疗。

病人家属：医生你快点给他看，他疼得厉害。

医生听诊胸部后，做腹部触诊，边做边问（护士量血压）。

医生：这儿疼不疼？

病人：疼。

医生：这呢，疼不疼？

病人：疼。

医生：这呢？

病人：疼。

医生：我按这几个地方都疼啊？

病人：哎呀，可不是嘛，都疼啊，先给我打个止疼针吧。

护士：董医生，他的血压135/88。

医生：你们的心情我理解，但是止疼针不能乱用的，像他这个情况更不敢乱用止疼针的，万一有别的情况怕掩盖症状，耽误治疗。这样吧，我先给你补点液，待会还要做一些必要的检查，好吗？

病人：我今天就是喝多了，往常喝多了也会吐，有很多年了，不会有别的啥问题的。只要止住疼就行，其他检查我不做。

医生：你喝了多少？是几点喝的酒啊？到现在多长时间啦？

病人：（不耐烦）不知道，忘了。

护士：病人脉搏有点快，120次/分。

医生：同志，现在帮你把液体输上，扎针会有点疼，你忍着点啊。

病人：哦，快点吧，再疼能有多疼啊。

病人家属：医生，他得的是啥病？

医生：他的情况有点复杂，大量饮酒后，频繁剧烈呕吐，易导致急性胃黏膜损伤，食道裂伤，急性胃穿孔，急性胰腺炎等严重疾病。刚才你说看到他吐得有点红色的东西，再加上我刚才对他进行了初步的检查，这几种情况都不能排除，所以需要进一步的化验检查，希望你们配合一下。

病人：哎，讲来讲去还是检查，农民挣个钱容易吗？

医生：周某某，你别急，我们也是为了你的病情考虑，为了尽快确诊，早点治疗，必要的检查还要做。我老家也是农村的，父母也都是农民，知道你们挣钱不容易，你放心吧，我们不会让你浪费一分钱的，不必要的检查绝对不会做。

病人：（皱眉不语，稍后）那行，快点吧，这会儿更难受了。

经相关辅助检查，该病人为急性胃黏膜损伤引起消化道出血，且因剧烈呕吐导致严重水电解质紊乱，治疗后病人康复出院。

点评：

这是一个与急诊病人的沟通过程。夜间急诊病人大多是危重病人，要求医生能够迅速准确判断，立即采取有效的抢救治疗措施。因病人的病情危重，提供病史的往往是病人家属，但在突发情况下他们往往过于紧张，这就要求医生既要有高明医术救治病人，同时还要与家属有效沟通，获得家属的信任和配合。

急诊是对紧急就诊的急、危、重症病人进行处置和抢救的重要场所。急诊的特点是起病急、病情重，需尽快治疗或紧急抢救。在脚本中，接诊的董医生展现了积极负责的专业素养，迅速为紧急就诊的腹痛病人开展问诊和体格检查，作出疾病的初步判断，给予病人紧急处理，安排病人完成检查。同时，在病人有误解时，董医生及时解释了未明确诊断不能使用止疼药物的原因，获得病人和家属的理解和配合，为治疗奠定了良好的基础。

临床中急诊危重病人通常疾病严重、复杂，发病突然，容易产生焦虑、恐惧、愤怒等负面情绪，表现为情绪激动、行为失常，严重影响治疗工作的顺利进行。掌握急诊危重病人的心理状态，开展个性化沟通，能有效提高病人的治疗依从性，提高疗效。

（一）急诊工作的特点

1.病情的急危重性

急诊科作为急救工作的最前沿，面对的服务对象大多是急危重症病人。就诊病人起病急，部分病人发病急骤、病情危重、变化突然，这就要求急诊医生必须具备扎实的医学知识和高超的诊断水平，短时间内迅速判断病情做出诊断，并采取相应的急救措施。

2.情况的突发性

一些突发事件经常会给人带来难以预料的伤害，如交通肇事、食物中毒、异物梗阻等，这时急诊科医生不但要积极接诊、抢救病人，还要联系相关科室医生共同救治病人，这就需要急诊医生具有高度的急救意识、过硬的急救技术、良好的心理素质、突出的沟通能力。

3.就医的急迫性

病人由于发病突然或遭受突发意外，心情恐慌、情绪急躁、身心痛苦，因此，就诊心情迫切，希望医生马上明确诊断，立即采取及时正确的救治措施。这就需要医生在紧急处理的同时做好安慰解释工作，以稳定病人恐惧焦躁的情绪顺利完成急救。

4.后果的严重性

由于病人起病突然、病情复杂，即使急诊医生抢救及时、措施到位，也可能出现一些严重后果，如出现严重并发症、昏迷不醒、终身残疾甚至死亡等。部分病人家属没有充分心理准备，难以接受残酷的事实，会将负面情绪全部转到医务人员身上，甚至有可能出现肢体冲突。此时科室工作人员应及时联系相关部门，主动与病人家属沟通，稳定其情绪，尽可能防止恶性事件的发生。

5.矛盾的易发性和尖锐性

急诊病人数量较多、情况各异、急危重症集中、抢救任务繁重，医务人员因为沟通时间有限，可能采取单方面的告知沟通，病人及家属是完全被动的"知情"，容易出现各种矛盾冲突。急诊科成了病人和医护人员之间最易产生矛盾、医疗纠纷最多的科室。

（二）急诊病人的心理

1.焦虑与恐惧

病痛的折磨与医院陌生环境的压力可引起病人焦虑。病人表现为急躁、不安，希望医务人员尽快帮助自己。在极度焦虑情绪的影响下，部分病人感到缺乏安全感而出现恐惧情绪。

2.无助与依赖

病人表现为思想高度紧张，语无伦次，特别是因意外导致外伤出血、骨折或机体部分组织器官缺损的病人，常感觉惶恐无助，甚至最细微的动作也会使其感到痛苦。

3.沮丧与攻击

每一个急诊病人都认为自己病情严重，期望由技术最精湛的医务人员为自己诊治，得到最好的疗效。若医务人员的言行举止或环境设施不符合其期待，或在入院后疾病反复，病人容易产生挫败感，怀疑医务人员的技术水平，甚至指责医务人员不负责任、观察不仔细、诊断不明确、抢救不及时等。

4.抑郁与淡漠

这种心理最常见于自杀、伤残或久治不愈的病人，因为对治疗失去信心而抗拒各种治疗与护理，表现为对疾病的诊疗漠不关心。

（三）与急诊病人沟通的策略

1.展现认真负责的工作态度

在急诊科就诊的病人并不完全按"先来后到"的顺序就诊，而是按病情的轻重。接诊医生应有较强的急诊意识和急救理论知识，及时、准确地对疾病作出判断，对危重病人做好紧急处理并与病人及家属沟通。医务人员应"想病人之所想，急病人之所急"，展现高尚的医德。抢救生命垂危病人时，边接诊询问病情边抢救病人，开放"绿色通道"，让病人及家属感受到医护人员的责任心。这样可以安抚病人及家属的心情，缓解可能的矛盾，建立互相信任的医患关系。

2.灵活应用非语言沟通技巧

急诊医患沟通具有交流时间短、要求高、矛盾多的特点。要求医生不仅要在短时间内及时诊治疾病，还要了解病人及家属的心态，积极沟通营造良好的医患关系。尤其应掌握非言语性沟通技巧，如面部表情、身体姿势、语气、语调以及手势、眼神等与病人或家属进行多途径的信息沟通。

3.重视语言沟通

急诊工作中的语言沟通应做到坦率、真诚、可理解，少使用医学术语。注意自身的言行，把自己放在病人的位置上，体验病人的内心活动，不指责病人，灵活运用同理心等技巧，在短时间内与病人产生共鸣，赢得病人信任。

4.树立法治观念，依法执业

医务人员要充分认识急救中潜在的纠纷和法律问题，提高执行各项规章制度的自觉性，以高度的责任心投入救治工作。医务人员应注意抢救中语言、表情应得当，及时用恰当、恳切的言辞向家属交代病情的变化和治疗方案，取得病人和家属的理解和配合。同时，如实记录抢救经过。出现医患纠纷时医务人员应加强自我保护意识。一旦纠纷发生，立即向上级医生及领导汇报，尽量避免自行解决。法律是自我保护的最好武器，在医患纠纷中更加明显。法律既维护病人权益，也维护医务人员的权益。

（四）与特殊病人的沟通策略

1.发怒的病人或家属

发怒通常是害怕、焦虑或无助的表现，但经常伴随的攻击行为，会严重危害医务人员的人身安全。因此，医生应敏锐觉察病人的愤怒情绪，及早防范，主动沟通。可通过详细询问病人或家属发怒的原因，让病人充分表达内在的担忧、困惑、需求等，医生认真倾听表示接受和理解后，尽可能与病人协商找到双方都能接受的解决方法。同时医生也应增强法律意识，必要时寻求法律保护。

2.抱怨的病人

救治急诊病人需要多个诊室协作配合，病人在就医过程中往往要进行检查、治疗、缴费等活动，难免遇到不顺利、不满意的事情。当病人有抱怨批评之意时，医生不应急于辩解，先仔细倾听，冷静思考，表示同情或理解，待其情绪稳定后耐心解释或及时与领导沟通。

六、脚本六：与内科病人沟通

背景介绍：病人，女，52岁，职业为小学教师，有支气管哮喘病史，两天前因出现呼吸困难、胸闷气短入院。

医生：您好，张阿姨，我是您的管床医生。您以后叫我金医生就行。我的办公室就在这层楼的最里面，您有事来找我就可以。

病人：医生，我的情况严不严重？

医生并没有马上回答问题，而是请患者先坐下来，同时她也拉了把椅子，侧身坐在了床边。

医生：我看您的病历，发现您对粉尘过敏，常年有过敏性鼻炎，在2018年12月诊断为支气管哮喘，是吗？

病人：没错，我一直有过敏性鼻炎，2018年的时候医生说我是支气管哮喘，给开了药，可是有时候工作忙就忘了吃，这两年喘得越来越厉害了……前两天睡觉时咳得睡不成觉，昨天晚上感到胸口闷，就来了医院。

医生：那您现在身体感觉怎么样了？还咳嗽吗？还胸闷吗？

病人：昨天雾化治疗后好多了，到半夜突然又一个劲儿地咳嗽，今天早上还是有点难受，就感觉有东西堵在下面。（咳嗽）

医生：好的，我知道了。张阿姨，我把您说的记录了一下，您看看是否准确，如果没错的话就在这上面签个字。

病人：好的。（签字后）医生啊，我的哮喘到底是怎么回事啊？

医生：支气管哮喘就是您的支气管口径变窄，或者您就把它想象成一根橡皮管，粉尘啊花粉啊这类过敏物质让这根橡皮管发炎了，管口就变小了，所以您会胸闷气短，呼吸困难。

病人：原来是这样啊。医生，我们学校马上要期末考试了，我实在不想耽误课程进度，今天感觉好多了，你们也给我开了药，所以我想明天就出院，可以吗？

医生：（向前倾了倾身体）张阿姨，我理解您想为孩子们讲课的心情，但您的身体健康也很重要。

医生：（拿出胸片，患者向医生方向移了移）张阿姨，您看，这是您的胸片，这里就是肺，看起来非常亮，这就说明哮喘并没有明显改善，还不能出院。不过您这种特殊情况可以向学校提出申请，请其他老师授课。

病人：（思索了一会儿）可是医生，我还是想明天出院，我跟您保证，我一定会按时吃药。

医生：张阿姨，您对孩子们负责，这种敬业精神的确很令人敬佩。但是您的肺功能检测显示肺的通气功能不太好，而且血氧饱和度的指标也不好，万一回去上课时您的哮喘又发作了，怎么办？支气管哮喘这个病应坚持长期规范治疗，预后是非常好的。所以啊，我建议您住院规范治疗一周，如果情况改善，我们就安排您尽快出院。您看这样行吗？

病人：（思索了一会儿）好吧，谢谢医生。金医生，我要是半夜有喘气困难这种紧急情况怎么办？你们医生半夜上班吗？

医生：张阿姨您放心，如果有紧急情况，就摁您床头的这个红色按钮，晚上会有值班医生第一时间赶来帮您。

病人：那我就放心了，谢谢金医生。

医生：应该的，张阿姨您好好休息，我去看看其他病人。

点评：

支气管哮喘是一种内科常见疾病，是由多种细胞（如嗜酸性粒细胞、肥大细胞、T淋巴细胞、中性粒细胞、气道上皮细胞等）和细胞组分参与的以气道慢性炎症为特征的异质性疾病。哮喘经长期规范化和个体化的治疗预后较好。本脚本就是医生与一名支气管哮喘病人进行入院初次访谈并建立医患关系的沟通。

在本脚本的对话中，当医生了解病人的病史后，病人张某某表达出因工作忙急于出院的想法，医生没有简单拒绝病人提议，而是拿出检查资料向患者充分地解释病情，并强调规范治疗的重要性。最终患者同意继续住院治疗。

（一）沟通中的亮点

此脚本中医生的沟通有以下三大亮点。

第一个亮点：初次入院沟通需要医生做好相应的资料准备，选择宽松的时间和安静的环境与病人沟通。本脚本中主管此病人的医生事先做好功课，整理好必要的资料和病历，做到谈及患者的姓名、诊断、症状准确无误，赢得病人的信任；医生携带病人的病历并且将病历中的化验单、检查结果出示给患者，是最后说服病人的重要依据，同时，让病人掌握自己的检查结果也是尊重病人知情权的表现。沟通前这些充分的准备都给患者留下认真严谨的第一印象。

第二个亮点：金医生的语言沟通技巧中运用最好的是共情，整个沟通过程医生运用了大量的技巧，如倾听、反应、提问、告知、澄清、肯定等。特别是与住院病人的初次交谈中，脚本中的医生并没有专注于搜集病史资料，而是从消除医患间的陌生感出发，先核对病人身份，其后进行自我介绍，营造出医患信任的气氛，之后再询问病史。

脚本中的病人急于出院回到工作岗位上，是内心焦虑的表现。医生了解病人焦虑紧张的原因后，给予患者一定的鼓励、欣赏，告诉她"我理解您想为孩子们讲课的心情"，"您对孩子们负责，这种敬业精神的确很令人敬佩"，既能从病人的角度去理解其目前的困扰，又很好地安慰了患者。

第三个亮点：医生在沟通中做得最好的是她的非言语沟通。如案例中，"医生并没有马上回答问题，而是请患者先坐下来，同时她也拉了把椅子，侧身坐在了床边"。要深入沟通，平等的交流、彼此的尊重是取得信任的前提。医生站在床旁的"居高临下"式的沟通只适合查房而不适合深入访谈。此脚本中医生的"坐下"就更为合理，而且她是将椅子放在床边，这样的距离也十分合适。"侧身"坐下是另一个重要的细节，医生侧身坐下正好与患者在床边坐下呈90°夹角，这样的角度最利于沟通的开展。再如，医生"向前倾了倾身体"，前倾身体体现了关心与关切的进一步加深，所以患者自然更信任医生。

正是沟通前看似无用的准备工作使医生和患者的信任初步建立。注意脚本中医生"拿出胸片，患者向医生方向移了移"，反映出医生的主动沟通取得了成效，患者开始主动参与到病情的讨论之中，医患间信任与合作关系建立起来了。

（二）沟通中的不足

此例与支气管哮喘病人的沟通中医生也有一些不足。在问诊的过程中，医生应该恰当地使用开放式的提问，鼓励患者更完整地讲述病情，适当地使用鼓励性的语言，并且不可连续提问。但此对话中医生问"您现在身体感觉怎么样了？还咳嗽吗？还胸闷吗"，这种连续封闭式提问给病人较大压力，无助于引导病人准确地回忆病情。

提问是沟通过程中的必要环节也是收集资料的重要方法。当倾听者对对方所讲内容有不理解、不明白或者想确认某些事实或意义、想知道更加具体的内容时，需要通过提问达到目的。为了达到上述目标，提问应该注意以下事项：

（1）如果提问是为了澄清不理解或没有听明白的信息，使用的句式最好是"你（您）能再说一遍吗？"或者"请您再具体说明一下""请您举个例子"。

（2）如果提问是为了确认某些事实或意义，可以使用下列句式："您这句话的意思是……对吗？""你刚才是说你以前去过好几家医院，是哪几家呢？"通过重述来访者刚刚说过的话，使双方表达的信息相互呼应，沟通即成为一个连贯而流畅的过程。

（3）如果医生对患者的情况了解很少，则尽可能使用开放式提问，比如"你现在感觉怎么样？"提问者不限定回答者的回答方向，回答者可以根据自己的情况自由回答。如果问"你现在感觉哪里不舒服？"则是一个开放性较低的问题，患者必须告知特定的部位才是正确答案。如果问"你下腹部是不是感觉不舒服？"则是一个完全封闭的问题，回答者只能做"是"或"否"的选择。这样的问题就限定了回答空间。

（4）提问中要尊重对方，不要使用诘问或责备的语气。"你怎么不早点来看，非要等病到这种程度才来？"这类明显带有责备意味的语句实际上等于告诉患者他或他的家属要对病情负有直接的、全部的责任，进而会加重患者的内疚感和恐惧感，并使患者害怕面对医生。

（三）建立医患关系的沟通技巧

病人的情况各不相同，如何在病人入院时与其建立起充分理解和信任的关系？

在入院沟通环节，医生根据病人的年龄、性别、文化背景、经济情况等灵活运用倾听、接受、肯定、澄清、提问、同理心等沟通技巧。但应注意以下事项：

（1）要有耐心、关爱心、责任心、同情心、包容心，态度诚恳和蔼、语气亲切温和，以使患者感到医生充分知晓其入院的各项需求和目的，且对此很关心和重视，达到共情目的。

（2）语言通俗易懂，避免使用患者难以理解的医学术语，要有层次、有目的、按顺序地询问，确保病史采集的真实、全面和客观。

（3）要用心倾听患者的叙述，并适时予以回应，对方言、俗语要细心领会含义，以免在病史采集过程中出现错误和遗漏。

（4）遵守医生职业道德，既要对患者隐私保密，设身处地为患者着想，充分体谅患者入院时的治疗预期以及希望得到更多的关爱和照顾的心理，又要有医学伦理观，特别是在患者仅从个人角度出发提出一些不符合医院规章制度的要求时，要运用倾听、共情等技巧，耐心解释，获得患者的理解。

（5）善用共情技巧。共情原是人本主义学派心理治疗技能，心理学家罗杰斯（C.R.Rogers）将其解释为能体验他人精神世界，就好像是自己的精神世界一样。它与我们平常所说的同情有区别，同情更多的是可怜，是上位者对下位者的怜悯，而"共情"中包含了较多的理性成分，是能够理解处于同一地位的他人并愿意分担对方精神世界负荷的能力。

七、脚本七：与老年病人沟通

背景介绍：陈某，女，70岁，患冠心病10余年了，最近几天受凉后，胸闷加重，今天上午入院。

刘大夫一边扣着工作衣上面的扣子一边走到了9床前，头也没抬地问道："谁是病人啊？为什么住院啊？现在哪里不舒服啊？之前怎么治疗的？"

陈大妈见到医生本就有点紧张，接着又被一连串的问题问懵了，磕磕巴巴地答道："那个……我……哎呀，大夫，我年轻的时候身体挺好的，你说也就这几年开始一年不如一年。就是那天下雨的时候我在外面，不知怎么就受凉了，我说在家门口买点药就行，可我女儿死活要我来医院，哎呀，你说我咋这么倒霉呢。不来医院啥事情都没有，这一住院浑身都难受，没有一块地儿舒服，你说这可咋办啊？"

刘大夫一听，很不耐烦地说道："别说那么多了，你说的这些都没用。我问你哪里不舒服呢，你说这些干什么，浪费时间。"

陈大妈一看医生一脸不悦，有点紧张，说道："大夫，我就是因为胸口疼来看病的，家里人说要好好查查就让我来住院。"

刘大夫："我问啥你答啥不行吗？我问你哪里不舒服，你就老老实实说，你这样东拉西扯的，我问到明年也问不出个现病史来。"

被刘医生埋怨后，陈大妈越发紧张，她不知道现病史是什么，应该怎么回答医生提的问题，站在那里支支吾吾地什么也说不出来。

刘医生更加不耐烦了，抱怨道："自己哪里不舒服不知道吗？真是让人头疼啊！"

陈大妈也有些生气，说："你这个医生怎么这个态度，我是年龄大了，耳朵脑子都不好了，你这一催，我一紧张脑子就更不好使了。"

刘大夫听到病人这样说，更加恼火了，说道："这科室一二十号病人呢，要是个个都像你这样，怎么治病呢？真是没法交流。随后转身就走了。"

点评：

冠心病是一种常见的慢性病，具有起病缓、病程长、反复发作、疗效不显著等特点，对病人的生活、工作、心理均造成不良影响。

本脚本是一个失败的医患沟通过程。病人是一名老年冠心病患者，因病情加重入院治疗。采集病史资料时，医生不恰当的问诊使原本就不安的病人愈加紧张，无法有条有理地叙述自己疾病发生发展的全过程，最终医患沟通失败，医患关系紧张。

病史指病人在就诊前疾病发生、发展、演变及诊疗情况的全过程，也包括疾病发生的原因与诱因，与疾病发生有关或可能有关的其他情况，如病人过去的健康状况、个人情况、家庭及家族的患病情况等。病史一方面是了解疾病历史与现状的重要资料，是认识疾病和诊断疾病的重要资料和重要方法之一。另一方面，病史采集的过程也是医患建立良好关系、医务人员取得病人信任与理解的重要契机。所以，病史采集是体现医务人员临床基本能力的重要方面。此脚本中医生在问诊时出现了四个不当之处：

第一，医生问病史时没有考虑到老年病人因年龄增长出现的一系列心理生理衰退的变化，进病房初次见到病人没有自我介绍，也没有核对病人信息，而是直接向病人提问收集病史资料，此行为无益于建立良好的医患关系，甚至可能造成病人信息的"张冠李戴"。

第二，医生问病史时一次询问病人四个问题，"谁是病人啊？为什么住院啊？现在哪里不舒服啊？之前怎么治疗的？"导致病人紧张慌乱，无法准确回答问题，后又提及专业词语"现病史"，让本就恐慌的病人更加无从回答，这些情况均加重了病人的内心压力，加之在交流时没有关注病人，"头也没抬"，这样的言语和非言语交流给病人带来消极的心理感受，认为医生高高在上，没有理解并体会自己承受的痛苦，无法真正信任医生。

第三，当病人表达受限，无法高效提供疾病信息时，医生不能设身处地理解病人，而是埋怨病人，更加重了病人的不安，导致病史采集以失败告终。

第四，医务人员应衣着整洁、仪表端庄、修饰自然、举止大方，这样可以使患者产生信任感、安全感，愿意与其沟通。脚本中的医生在工作时不规范穿着工作衣，给患者及家属留下不庄重、不严谨、不认真的第一印象。

这一系列的问题使医患沟通出现障碍。如果医生在问诊时能提高责任感，设身处地理解病人，善于运用沟通技巧与病人交流，就能有效避免上述问题，不会引发此医患纷争。此案例有三个值得我们学习的知识点。

（一）老年期的生理心理特点

老年期，也称成年晚期，是指60岁至死亡这段时期。老年期是生命周期中的最后一个阶段，其生理、心理都有特殊表现，特别是在疾病状况下，老年人受到疾病这一应激事件影响，会出现一系列的心理反应。

1.生理功能衰退

衰老是个体生长、成熟的必然的连续变化过程，是人体对内外环境适应能力减退的表现。老年人生理通常发生以下改变。

（1）体表外形改变。老年人须发变白，脱落稀疏；牙龈组织萎缩，牙齿松动脱落；皮肤组织萎缩，弹性下降；皮脂腺萎缩、汗液分泌减少，皮肤干燥、无光泽、皱纹多；肌肉萎缩，弹性减弱，肌力下降；骨钙含量减少或骨质增生，关节活动不灵，脆性增加，容易骨折；身高、体重随年龄而降低。

（2）器官功能下降。老年人的各种脏器功能都有不同程度的减退，如脑细胞减少，细胞功能减弱，心血管功能下降，心脏病、高血压等疾病的发病率增多；肺泡由20多岁时占肺的60%～70%降至50%以下，肺活量下降；肾脏重量减轻、老化，前列腺肥大增多；甲状腺重量减轻，甲状腺功能减弱，肾上腺重量也减轻，男性激素的合成能力明显下降；甲状旁腺分泌功能下降；性腺萎缩，分泌功能下降。

2.心理发生变化

（1）老年期个体的认知特点。感知觉功能下降。感知觉是个体心理发展过程中最早出现的心理功能，也是衰退最早的心理功能，如老年人视力减退，出现"老花眼"，听力也出现了下降。记忆力下降，无论是识记、保持，还是再认、重现能力均不如中青年。近期记忆差，易遗忘，表现为常忘事；远期记忆保持效果好，常能对往事准确而生动地回忆。理解记忆尚佳，机械记忆进一步衰退。

（2）老年期个体的情绪及人格特点。情绪趋于不稳定，表现为易兴奋、激惹，喜欢唠叨，情绪激动后需较长时间才能恢复。人格总体上稳定、成熟、可塑性小。随着年龄的增长，部分老年人表现出以自我为中心，猜疑保守、偏执敏感，不爱听取反面意见等特点。

3.老年病人的心理特点

（1）焦虑，恐惧。在患病初期，疾病突然改变了其正常的生活方式，在努力摆脱这种疾病状态却又摆脱不了的现实状况下，一些老年病人常会表现出焦虑与对死亡的畏惧，认为患病即是与死亡相接近，这种心理无形中增加了老年人的心理负担。在患病期间，随着病症加重，部分老年病人不能获知自己病情的真实状况，或长期忍受疾病带来的痛苦，易表现出排斥、挑剔，甚至发怒。

（2）意志减退，人格改变。因年老体衰，老年病人需要他人照顾自己的日常生活。其中绝大多数老年人会主动寻求帮助，表现为对家人、医务人员的依赖感增强；部分老年人不断强化病人角色，甚至转变为以自我为中心的人格特质。

（3）孤独、抑郁、敏感。因病程迁延，部分老年慢性疾病病人由生病初期的焦虑转变为对疾病的无奈接受，情绪由暴躁变为抑郁。特别是患病以来，老人与外界环境接触减少，社会支持有限，感到自己被排除在正常生活之外，这些负性体验均会增加老年病人的孤独感。家人、医务人员若在照料过程中表现得不符合其预期时，敏感的老年人更易失落、抑郁。

此脚本中的老年病人因为年龄增长，出现一系列生理机能衰退的表现，病人发现自己的身体状况比起以前有很大的衰退，内心恐慌。同时认知能力、适应能力也呈下降趋势。加之医生的态度生硬，缺乏沟通技巧，导致病人在叙述自己的病史时缺乏重点、条理性差、赘述明显。此时，医生应有足够的耐心倾听，不能对患者厌恶、嫌弃和不耐烦，并且适时引导病人按照医生的思路进行叙述，如此才能提高问诊的效率。

（二）采集病史中的沟通障碍

采集病史时，影响医患沟通效果的因素有很多，既有医患双方个人方面的因素，也有社会环境方面的因素。

1.医务人员因素

（1）不重视沟通。某些医务人员对医患沟通的重要性缺乏认识，因工作负荷重，医生想尽快听到病人的病史和主诉中的重要信息，因此面对赘述的病人时无法耐心倾听病人的阐述；受过去的生物医学模式影响，某些医生过于依赖先进的诊疗手段，轻视病人的感受，重视与疾病相关的信息，对病人的痛苦体验反应冷漠，因此患者难以与医务人员建立良好的信任关系。

（2）沟通态度不正确。尊重是人类的一个重要需求，不光医务人员需要获得病人的尊重，病人也需要医务人员的尊重。采集病史是建立医患关系的重要机会，医务人员要尽可能满足患者治愈身体疾病的需求，还要从语言、动作、表情等各种途径表达对患方的尊重、关爱、同情等心理慰藉。但部分医务人员有专业优越感，询问病史时态度冷漠、傲慢、生硬，对患者没耐心，对患者的疑问不予理睬，让患者感到不平等。

（3）不注意倾听。某些医务人员在采集病史过程中只关注自己感兴趣的内容，不注意倾听患者的诉求，随意打断患者的病情叙述，可能错失许多重要信息，影响疾病的诊疗。此外，医务人员经常采取单向沟通方式，不关注患者的反馈。

（4）沟通语言欠妥当。部分医务人员尚未确立以人为本的沟通理念，与病人沟通时采用居高临下的态度说话，导致病人反感，影响沟通效果。另外，病人并不具备相应医学专业知识，但医务人员在沟通中采用惯用的医学专业术语，导致病人产生更多的疑惑甚至误解，最终成为无效沟通。

（5）沟通中带有不良情绪。医务人员也是普通人，也会因为工作压力、家庭矛盾、人际关系紧张等导致情绪焦虑、抑郁。当医务人员带着这样的负面情绪进入工作，特别是在初始会谈收集病史时，病人容易受到感染，变得烦躁、易怒，引发医患矛盾。因此医务人员在与病人交谈前，需要调整好自己的情绪，及时疏导负面的情绪，从医务人员的职业道德和责任感出发，以稳定的情绪完成工作。

2.病人因素

詹启敏曾说："在诊疗过程中，医患应该是相互配合的专家，一个是懂得医学技术的专家，另外一个是了解自己的生活环境、心理的'专家'，两个专家很好地沟通，制定出的治疗方案更容易贴近病人的需求，依从性更好，也有利于良好医患关系的建立。"但病人这个"专家"可能因为种种因素给医务人员采集病史带来困扰，这就需要医务人员能换位思考，关心、尊重病人，适时安抚病人的情绪，引导病人准确地表述病情。

（1）缺乏医学专业知识。大多数患者缺乏医学专业知识，对自身疾病的发病原因、诊断方法、药理学原理、手术治疗方法等知晓较少，因此无法准确地表达病情，或者表现为信息重复、逻辑混乱，这就需要医生运用专业知识，耐心梳理病史资料并反馈给病人。

（2）对疾病的态度。患者与医生对疾病症状的反应往往存在很大差别，患者更关注疾病给自己带来的疼痛和不适，而医生更关注疾病本身，因此，患者在就医时所提供的病史和症状可能有一部分是"冗余"的。此外，有些患者会觉得某些病史（如堕胎）或不良行为（如吸毒）难以启齿，因而向医务人员隐瞒，严重阻碍了医患间的有效沟通。

（3）过强的自我保护意识。自我保护是人类社会进步的表现，然而一些患者在医疗活动中先入为主，稍有不妥便持怀疑或对立的态度。患者对医务人员存有严重的戒备心理，为了自我保护，在医疗活动中对与医务人员的谈话进行录音、对诊疗措施进行拍摄等，目的是一旦诊疗中发生意外，可以利用手中"证据"起诉医务人员或医院。这种对医务人员不信任的态度严重阻碍医患沟通的顺利进行。

（4）期望过高。医学是一门高技术、高风险、高责任的复杂学科，现代医学水平达不到、未来也不可能达到治愈所有疾病的程度，技术再好的医生也不能包治百病。但是，许多患者对此并不了解，认为在现代医疗技术水平下，医务人员有能力医治好自己的疾病，在谈及自己的疾病诊疗经过时，不能理性认识现代医学的有限性，对医院和医生的期望值过高，当治疗效果不能达到其预期时，容易失落甚至愤怒。

（5）负性情绪。疾病是一个生理性应激源，可使患者产生严重的心理应激反应。应激后病人表现最突出的是出现焦虑、恐惧、悲伤、抑郁、愤怒等情绪反应。患者处在这样的不稳定的情绪状态时，注意力难以集中，记忆力下降，产生意识障碍，获得信息的能力会受到影响，既往的信息也难以提取，影响病史采集的效率。

3.其他因素

当前我国医疗保障体系尚不健全、法律体系不够完善，以及医疗资源有限等因素，导致医患双方在采集病史时受多种因素制约，出现医患矛盾。

（三）采集病史中的沟通策略

张孝骞教授认为50%的疾病可以依靠病史做出判断，准确完整的病史对于疾病的诊疗有重要意义。医务人员应在遵守医学伦理原则的前提下，运用一些有效的沟通策略，高效采集病史。

（1）确立以人为本的沟通理念。医务人员要设身处地理解病人的痛苦。病人到医院就医，身心都处于不良状态，他们渴望得到救治并获得医务人员的尊重与关心，如果医务人员态度冷漠，语言生硬，不关心病人只关心疾病，这样的病史采集过程就丧失了医疗工作的本质。

（2）选择病人能理解的词句引导病人提供准确的病史资料。病史的完整性和准确性对于疾病的诊断和处理有很大的影响。因此医务人员在问诊时，应使用通俗易懂的语言，按照系统、时间等顺序询问，确保病史采集的真实、全面和客观。要语言简洁，一次只问一个问题，避免语义含糊。

（3）用心倾听病人的叙述，并适时予以回应。对不确切或有疑问的信息应及时核实。同时密切关注病人的非言语信息，如病人表现出吃惊、疑惑等，给予病人提问的机会。

（4）医务人员采集病史时要全面收集病人的个性化资料，在了解每个病人的成长环境、职业特点、心理特点及其发病过程的基础上，提供最切合病人实际的诊疗策略，帮助病人有效应对疾病，增强应对疾病的能力。因此采集病史时，医生应该运用好提问技术获得相关信息：恰当使用开放式提问，鼓励病人更完整地讲述病情；适时使用封闭式的提问，聚焦讨论范围并引导病人将话题集中到医生期望获得的信息上；适当使用鼓励性的语言，引导病人阐述病情；提问时注意控制提问的语速、语调和音量。

（5）规范医生职业语言。医生的语言必须具有明显的职业性。医生职业语言的特征是以医学专业、医疗相关知识、医院制度及卫生政策法规为基础的。医患沟通要按专业规范进行，通俗易懂且不能随意化。采集病史时，医方向患方询问病史、交代诊疗方案、病情判断及预后时，也要恰当地说明医疗服务的风险和不确定性。

主要参考文献

[1]杨帆,闵竞.角色扮演小组讨论对医学生医患沟通能力培养的效果观察[J].中国继续医学教育,2022,14(2):82-86.

[2]易文轶,彭芸花,张秀峰,等.全程情景模拟教学法在全科住培实践教学中的应用效果观察[J].中国高等医学教育,2021(6):95-96.

[3]张传厚,杨春燕,李莉,等.以岗位胜任力为导向的妇产科情景模拟教学及评价体系的构建[J].中国继续医学教育,2021,13(5):76-80.

[4]王光耀,王兴华,马勇,等.提升医学生人文关怀和医患沟通能力的技巧与方法[J].叙事医学,2021,4(3):175-181.

[5]孔德海,尹刚,冯德香,等.门诊实践教学对实习生医患沟通能力的作用[J].中国高等医学教育,2021(9):80-81.

[6]卢长艳.融入医学人文的临床实践教学方法改革成效研究[D].南京:南京医科大学,2013.

[7]张珊莉,邝昌贤,林少芒.临床实践教学与医患沟通[J].中国高等医学教育,2009(12):19-20,42.

[8]彭丽.医学生医患沟通课程教学模式研究[D].重庆:重庆医科大学,2011.

[9]陈瑜.护理专业大学生人文关怀能力的现况调查与干预研究[D].广州:南方医科大学,2017.

[10]梅露露.新疆某综合性大学医学生人文关怀能力与人文课程设置研究[D].石河子:石河子大学,2021.

［11］范琳琳.医患关系视角下医学生沟通能力培养研究［D］.济南:山东大学,2017.

［12］陈梦醒.医疗剧的健康传播效果影响因子研究［D］.杭州:浙江传媒学院,2019.

［13］燕娟,王洪奇,连婕,等.医疗剧之于医患沟通［J］.医学与哲学(人文社会医学版),2014(1):62-64.

［14］王锦帆,尹梅.医患沟通［M］.北京:人民卫生出版社,2013.

［15］朱金富,李功迎.医患沟通学［M］.北京:高等教育出版社,2016.

附录一　医患沟通学教学大纲

一、课程简介

医患沟通学课程是临床医学专业教育必修课，是研究人际沟通和医患沟通的基本原理和技能的一门课程。本课程主要介绍了人际关系理论、医患关系理论、人际沟通和医患沟通理论与技能。本课程的学习，旨在使学生具备良好职业素养、崇高的职业价值观和人文关怀精神，初步掌握人际关系和医患关系的基本理论和人际沟通、医患沟通的理论与技能，具有一定的临床能力、沟通能力，能成为未来从事临床医疗和卫生服务的应用型临床医学专门人才。

二、课程目标

1.知识目标：掌握医患沟通的基本原则和技能方法，熟悉临床医学各学科医患沟通的知识与沟通要点。

2.能力目标：能够识别不同病人的情绪，理解病人的需求，灵活选用合适的医患沟通技术。

3.职业素质目标：具备敬业奉献的职业道德，具有正确价值观和人文关怀精神，尊重、珍视生命。

三、课程目标与医学生人文素养的关系

课程目标	毕业要求	指标点(主要内容)
1	知识要求	医学生具备人文社会科学与行为科学等学科的基础知识,掌握科学方法,并指导未来的学习和医学实践
2	能力要求	医学生具有与同仁、病人及其家属进行有效交流、合作的能力
3	职业素质要求	医学生具备良好的思想品德和医德修养,珍视生命,关爱病人,具有人道主义精神和强烈的责任心。 能够了解患者的意见、偏好,充分沟通后共同制订诊疗计划

四、教学内容与预期学习成效

知识单元	对应课程目标	预期学习成效	教学内容	教学活动	学时分配
1.医患关系	课程目标1、2	1.熟悉人际关系理论 2.掌握医患关系理论 3.能与同仁有效交流	1.人际关系概念 2.人际关系理论 3.医患关系概念 4.医患关系模式 5.医患关系的影响因素	课堂教学:多媒体教学、案例教学、启发式教学	讲课2学时+讨论2学时
2.人际沟通	课程目标2、3	1.熟悉沟通理论 2.掌握人际沟通技能 3.能与同仁有效交流	1.沟通的要素 2.沟通的模式 3.沟通的作用 4.沟通的类型 5.人际沟通技能	1.课堂教学:多媒体教学、启发式教学; 2.案例讨论:分组讨论案例,课堂汇报	讲课4学时+讨论4学时

知识单元	对应课程目标	预期学习成效	教学内容	教学活动	学时分配
3.医患沟通	课程目标1、2、3	1.掌握医患沟通理论 2.掌握医患沟通技能 3.具有自主学习能力 4.具有人文素质和奉献的职业素养	1.医患沟通理念 2.医患沟通的原则 3.医患沟通的目标 4.医患沟通的作用 5.医患沟通的任务 6.医患沟通障碍的成因 7.医患沟通技能 8.人际冲突与医患冲突	1.课堂教学：多媒体教学、案例教学、启发式教学； 2.情景式案例教学：分组讨论案例，课堂汇报	讲课6学时+情景式案例教学6学时

五、课程目标达成度评价

（一）课程目标

1、2、3的达成度通过期末考试、案例讨论等综合考评。

（二）课程考核评价

课程成绩包括两个部分，分别为平时成绩（占总评成绩的50%）和期末考试成绩（占总评成绩的50%）。具体要求及成绩评定方法如下：

1.平时成绩总分（100%）=线上测验（33%）+案例讨论（33%）+课堂参与（34%），平时出勤只扣分不加分。

（1）平时出勤。出满勤不加分；上课期间迟到、早退一次扣平时成绩5分；旷课一次扣平时成绩10分；事假、病假每次扣平时成绩2分；无故旷课3次，取消本门课程理论考试资格。

（2）线上测验。3次测验取平均成绩为线上测验分数，满分100分。

（3）案例讨论。满分100分，本课程安排案例讨论和情景案例教学，学生分组查阅资料，课堂讨论；情景案例教学要求小组成员都要充分参与，根据学生的参与度和发言质量评价。

（4）课堂参与。满分100分，根据学生课堂回答问题的质量评价。

2.期末考试成绩。满分100分，期末考试采取闭卷考试的方式进行。从医学生的沟通理论、沟通能力和人文素养方面设计考试题目。

六、推荐教材和教学参考资源

（一）建议教材

《医患沟通学》（朱金富、李功迎主编,高等教育出版社,2016年版）。

（二）主要参考书及参考资源

1.《医患沟通》（王锦帆、尹梅主编,人民卫生出版社,2013年版）。

2.慕课资源为中国大学MOOC（慕课）（https://www.icourse163.org）医患沟通技能学（中南大学）。

附录二 教学效果参考量表

一、关怀能力评价量表介绍

关怀能力评价量表（Caring Ability Inventory，CAI）共包括37个条目，3个维度，分别是：①认知维度（14个条目，即第2、3、6、7、9、19、22、26、30、31、33、34、35、36条）；②勇气维度（13个条目，即第4、8、11、12、13、14、15、16、23、25、28、29、32条）；③耐心维度（10个条目，即第1、5、10、17、18、20、21、24、27、37条）。量表采用李克特量表7级评分制，"完全赞成"为7分，"完全反对"为1分，其中13个条目需反向计分。CAI总分为37～259分，认知维度14～98分，勇气维度13～91分，耐心维度10～70分。总分越高表明关怀能力越强。本研究预调查测得CAI总量表的Cronbach's α系数为0.832，认知、勇气、耐心3个维度的Cronbach's α系数分别为0.785、0.720、0.748，表明CAI量表有良好的内部一致性信度。

关怀能力评价量表

请根据您对各个指标的同意或不同意程度分别在7种评价等级中选出相应的答案并打"√"。

项目内容	完全反对	基本反对	有点反对	不清楚	有点赞成	基本赞成	完全赞成
1.我认为学习是需要日积月累的	1	2	3	4	5	6	7
2.当今社会充满机遇	1	2	3	4	5	6	7
3.我通常对他人直言不讳	1	2	3	4	5	6	7
4.对于一个绝望的人,我无能为力	1	2	3	4	5	6	7
5.我认为自己还需要不断完善	1	2	3	4	5	6	7
6.即使别人不喜欢我,我还是能够去喜欢他	1	2	3	4	5	6	7
7.我很容易理解别人	1	2	3	4	5	6	7
8.就我所需要了解的知识而言,我已经知道很多了	1	2	3	4	5	6	7
9.我会花时间来了解别人	1	2	3	4	5	6	7
10.有时我想关心别人,有时则很排斥	1	2	3	4	5	6	7
11.我无法使生活变得更美好	1	2	3	4	5	6	7
12.当别人依赖我时,我常感到不安	1	2	3	4	5	6	7
13.我不太愿意为了帮助别人而影响自己的事	1	2	3	4	5	6	7
14.在和人相处时,我很难表达自己的情感	1	2	3	4	5	6	7
15.我只在意把事情做对,而不管话说得好坏	1	2	3	4	5	6	7
16.我发现如果没有与别人相似的经历,我就很难理解他们的感受	1	2	3	4	5	6	7

项目内容	完全反对	基本反对	有点反对	不清楚	有点赞成	基本赞成	完全赞成
17.我钦佩那些沉着、镇静和有耐心的人	1	2	3	4	5	6	7
18.我认为尊重和接受别人的意见和情感是重要的	1	2	3	4	5	6	7
19.别人认为我是一个守信用的人	1	2	3	4	5	6	7
20.我认为自己还有提升的空间	1	2	3	4	5	6	7
21.好朋友之间应相互关照	1	2	3	4	5	6	7
22.我发现每件事都有它的意义	1	2	3	4	5	6	7
23.对那些我照顾的人,我总放心不下,因为我担心有什么事情发生在他们身上	1	2	3	4	5	6	7
24.我喜欢鼓励别人	1	2	3	4	5	6	7
25.我不愿意许下无法实现的诺言	1	2	3	4	5	6	7
26.我真的很喜欢自己	1	2	3	4	5	6	7
27.我能看到每个人的优点和缺点	1	2	3	4	5	6	7
28.新的经历常常让我畏惧	1	2	3	4	5	6	7
29.我害怕公开地让别人了解	1	2	3	4	5	6	7
30.各种各样的人,我都能接受	1	2	3	4	5	6	7
31.当关怀、照顾别人时,我从不掩饰自己的情感	1	2	3	4	5	6	7
32.我不喜欢别人向我求助	1	2	3	4	5	6	7
33.我能用一种热情、关爱的方式向别人表达感受	1	2	3	4	5	6	7
34.我有耐心倾听他人的诉说	1	2	3	4	5	6	7

项目内容	完全反对	基本反对	有点反对	不清楚	有点赞成	基本赞成	完全赞成
35.我真诚地关心他人,而不只是礼节性地关心	1	2	3	4	5	6	7
36.人是需要私密的空间去思考和感知的	1	2	3	4	5	6	7
37.在任何时候我都不会拒人于千里之外	1	2	3	4	5	6	7

二、情绪智力量表介绍

情绪智力量表(Emotional Intelligence Scale, EIS)用于评估人们对自己及他人情绪的感知、理解表达、控制和管理利用的能力。该量表包括33个条目,4个维度:①情绪知觉(第1、5、9、15、17、19、22、25、26、29、32、33条);②自我情绪管理(第2、6、7、10、12、14、21、28条);③理解他人情绪(第4、11、13、16、24、30条);④情绪利用:(第3、8、18、20、23、27、31条)。其中第5、28、33三个条目采用反向记分,其余条目皆为正向记分。采用李克特量表5级评分制,5分代表"很符合",1分代表"很不符合",得分范围是33~165分,得分越高表明情绪智力越高。本研究测得总量表的Cronbach's α系数为0.897,情绪知觉、自我情绪管理、理解他人情绪、情绪利用4个维度的Cronbach's α系数分别为0.754,0.666,0.705,0.668。

情绪智力量表

请根据你在绝大多数时间和场合的实际情况进行选择,在句子后面相应的数字上打"√"。

题目	很不符合	较不符合	难说	较符合	很符合
1.我知道与别人谈论私人问题的恰当时机	1	2	3	4	5

题目	很不符合	较不符合	难说	较符合	很符合
2.遇到困难时,我会想起曾经解决过的类似困难	1	2	3	4	5
3.我希望能做好我所尝试的大多数事情	1	2	3	4	5
4.别人很容易信任我	1	2	3	4	5
5.我发觉我很难理解别人的表情、动作等非语言信息	1	2	3	4	5
6.人生中一些重要事件使我反思什么重要,什么不重要	1	2	3	4	5
7.当我的心情改变时,我看到了新的希望	1	2	3	4	5
8.情绪是决定我们生活是否有意义的重要因素	1	2	3	4	5
9.我知道自己某时的情绪状态	1	2	3	4	5
10.我盼望能事事如意	1	2	3	4	5
11.我喜欢与别人分享我的心情	1	2	3	4	5
12.我知道如何保持积极情绪	1	2	3	4	5
13.安排有关事情,我尽量使别人感到满意	1	2	3	4	5
14.我寻找一些使自己快乐的事情	1	2	3	4	5
15.我很清楚自己传递给别人的非语言信息	1	2	3	4	5
16.我尽量做得好一些,使别人对我的印象好一点	1	2	3	4	5
17.当我心情好的时候,问题很容易解决	1	2	3	4	5
18.通过察言观色,我能辨别别人的情绪	1	2	3	4	5
19.我知道自己心情变化的原因	1	2	3	4	5
20.心情好的时候,我能思路大开,想出很多新点子	1	2	3	4	5
21.我能控制自己的情绪	1	2	3	4	5

续　表

题目	很不符合	较不符合	难说	较符合	很符合
22.我很清楚自己正处于什么样的情绪状态	1	2	3	4	5
23.做事情时,我会想象自己取得好成绩,以此来激励自己	1	2	3	4	5
24.发现别人在某一方面做得好时,我会称赞他	1	2	3	4	5
25.我能理解别人传递给我的非语言信息	1	2	3	4	5
26.当别人告诉我他人生中经历的某件重大事件时,我感觉好像发生在自己身上一样	1	2	3	4	5
27.当自己情绪变化时,我往往会产生很多新的想法	1	2	3	4	5
28.面对挑战,我认为自己会失败所以选择放弃	1	2	3	4	5
29.通过观察,我能知道别人的情绪状态	1	2	3	4	5
30.当别人消沉时我能帮助他,使他感觉好一些	1	2	3	4	5
31.面对困难,我以良好的心情来接受挑战	1	2	3	4	5
32.通过别人的语调,我能判断他当时的情绪	1	2	3	4	5
33.我很难理解别人的想法和感受	1	2	3	4	5

三、支持性沟通量表介绍

支持性沟通量表（Supportive Communicative Scale，SCS）用于测量人际沟通能力。在我国证实有良好信效度。本研究采用支持性沟通量表，共20题，采用李克特量表5级评分制，包括辅导与咨询（第1、2、20条）、提供有效负面反馈（第3、4、5、6、7、8条）和支持性沟通（第9、10、11、12、13、14、15、16、17、18、19条）3个维度，共20个条目，全部为正向计分，得分越高，表明人际沟通能力越强。本研究测得总量表的 Cronbach's α 系数为 0.839，辅导与咨询、提供有效负面反馈、支持性沟通维度的 Cronbach's α 系数分别为 0.738，0.662，0.746，表明该量表及各项因子内在一致性较好。

支持性沟通量表

以下是在人际沟通中经常遇到的情形和问题，请在符合您感受的选项上打"√"。

题目	非常不同意	不同意	难说	同意	非常同意
1. 我很清楚什么时候适合向别人提出建议和指导	1	2	3	4	5
2. 和别人交流时，我能帮助他们认识到问题所在	1	2	3	4	5
3. 即使反馈的内容是负面的，我也会如实报告	1	2	3	4	5
4. 我反馈的内容通常都是针对存在的问题和解决办法，从不针对个人	1	2	3	4	5
5. 我常给对方指出与个人期待不符的地方，并提出一些负面的反馈意见	1	2	3	4	5
6. 当我试图纠正某人的行为时，我们之间的关系总会加强	1	2	3	4	5
7. 给别人负面反馈时，我会客观公正描述整个事件的过程、结果及自己的感受	1	2	3	4	5
8. 我常给行为需要改变的人提出具体方案	1	2	3	4	5
9. 与他人沟通时，我会维护他们的自尊和对自我价值的认同	1	2	3	4	5
10. 即使不赞同别人的观点，我也会对其表现出浓厚的兴趣	1	2	3	4	5
11. 对那些权力比我小，掌握信息比我少的人，我不会用高人一等的口气同他们讲话	1	2	3	4	5

题目	非常不同意	不同意	难说	同意	非常同意
12.尽管十分赞同自己的观点,我仍然表现得很灵活,愿意接受其他信息	1	2	3	4	5
13.在与持不同观点的人讨论时,我会努力找出大家一致赞同的方面	1	2	3	4	5
14.我的反馈意见总是具体并有针对性的,而不是宽泛或含糊不清的	1	2	3	4	5
15.我不会主宰和别人的谈话	1	2	3	4	5
16.我对自己所陈述的观点负责,我会说"我认为",不是"他们认为"	1	2	3	4	5
17.讨论某个人的问题时,我通常表示理解而不是给忠告	1	2	3	4	5
18.为了更好地理解别人的观点而向他们提问时,我会问"是什么",而不是"为什么"	1	2	3	4	5
19.我会与一起工作或生活的人经常保持私人的会面	1	2	3	4	5
20.我十分清楚应该何时给予别人指导和建议	1	2	3	4	5

四、组织关怀气氛问卷

组织关怀气氛问卷（Organizational Climate for Caring Questionnaire，OC-CQ）旨在评价在师生互动过程中护理专业学生感受到的组织关怀氛围。它采用李克特量表6级评分制，共39个条目，分为4个维度：典范、对话、实践、证实。本研究根据实际需要取其中的30个条目，涉及典范、对话、证实3个维度：①典范（14个条目）：描述学生之间互动时能被老师树立为典范的关怀行为；②对话（9个条目）：指师生能自由、公开交流思想；③证实（7个条目）：指老师在建立学生自尊过程中的作用。本研究测得总问卷的 Cronbach's α 系数为 0.917，典范、对话、证实 3 个维度对应的 Cronbach's α 系数分别为 0.784，0.811，0.677。

组织关怀气氛问卷

请在最符合你所在学院（系）情况的数字上打"√"，请确保你的答案是根据实际情况而不是你希望发生或你认为应该发生的情况。

题目	非常不同意	中度不同意	有点不同意	有点同意	中度同意	非常同意
1.老师经常鼓励他们的学生	1	2	3	4	5	6
2.对于会影响学生的决定,老师会告诉学生理由	1	2	3	4	5	6
3.师生间有着开放的思想交流	1	2	3	4	5	6
4.老师会给学生许多积极的鼓励	1	2	3	4	5	6
5.老师真诚地希望能看到学生的成功	1	2	3	4	5	6
6.老师都很容易交谈	1	2	3	4	5	6
7.老师会预先告诉学生他们的期望值	1	2	3	4	5	6
8.学生问问题时,老师不会让他们觉得自己很愚蠢	1	2	3	4	5	6
9.老师帮助学生找到自信	1	2	3	4	5	6
10.老师亲自关心学生	1	2	3	4	5	6
11.学生表现得好的时候会得到老师的赞美	1	2	3	4	5	6
12.学生从来不确定老师将如何对待他们	1	2	3	4	5	6
13.老师理解学生的感受	1	2	3	4	5	6
14.老师会花时间确定学生是否明白他们所学的内容	1	2	3	4	5	6

题目	非常 不同意	中度 不同意	有点 不同意	有点 同意	中度 同意	非常 同意
15.老师强调要告诉学生们要有自信成为一个好护士	1	2	3	4	5	6
16.师生间的矛盾通过面对面会谈的方式解决	1	2	3	4	5	6
17.老师会指出学生的不足而非正确的地方	1	2	3	4	5	6
18.这个学校非常强调老师与学生的对立地位	1	2	3	4	5	6
19.学生有麻烦时,老师会看出来	1	2	3	4	5	6
20.老师喜欢和学生在一起	1	2	3	4	5	6
21.老师一般都太忙,以至于没有时间认真听学生的问题和担心	1	2	3	4	5	6
22.老师对学生一视同仁	1	2	3	4	5	6
23.老师和学生会分享彼此的个人经历	1	2	3	4	5	6
24.学生认为告诉老师他们的麻烦是浪费时间	1	2	3	4	5	6
25.老师在执行学校的政策和程序时会认真考虑学生的意见	1	2	3	4	5	6
26.学生在老师面前能自由地陈述自己的观点和意见	1	2	3	4	5	6
27.学生公开向老师提出不同意见是安全的	1	2	3	4	5	6
28.老师尊重学生	1	2	3	4	5	6
29.老师知道护士现在在做什么	1	2	3	4	5	6
30.老师随时准备着帮助学生	1	2	3	4	5	6

五、阅读推荐书目

1.《漫漫从医路》,叶启彬,中国协和医科大学出版社。

2.《中国医学生备忘录》,王镭,长春出版社。

3.《阿图医生》,阿图·葛文德,华文出版社。

4.《急诊科的那些事儿》,于莺,李开云,新世界出版社。

5.《白色巨塔》,山崎丰子,青岛出版社。

6.《协和医事》,讴歌,生活·读书·新知三联书店。

7.《大医院小医师》,侯文咏,北京十月文艺出版社。

8.《妞妞》,周国平,长江文艺出版社。

9.《我与地坛》,史铁生,人民文学出版社。

10.《死亡如此多情》,中国医学论坛报社,中信出版社。

六、推荐影视作品

1.《心灵病房》。

2.《当幸福来敲门》。

3.《心术》。

4.《实习医生格蕾》。

5.《回首又见他》。

6.《遗愿清单》。

7.《白色巨塔》。

8.《外科风云》。

9.《入殓师》。

10.《急诊科医生》。

后　记

郎景和院士曾说，"医生开给病人的第一张处方应该是关爱"。只有一个内心平和充满爱意的人才能对一个陌生人表达信任与关心。这些都是医务人员的医学人文素养在实际中的体现。

如何通过医患沟通学课程有效提高医学生的人文素养，教研组教师对此不断进行积极探索。教研组教师不想把这门课上成一门教授专业"沟通知识"的课，因为医学人文素养不仅是学问，更是对生命尊重的态度与对病人积极关怀的探索。对于教师来说，素质的养成不是理论灌输，但如果医患沟通课程把人文素养培养设计成从概念到概念，从理论到理论的学习，我们不禁思考：这种游离在鲜活的生命和真正的临床之外的医患沟通学对学生的人文素养培育有多少帮助，对医学生的临床工作有多少帮助？

有学者说过，"教育就是一棵树摇动另一棵树，一朵云推动另一朵云，一个灵魂唤醒另一个灵魂"。本课程改革初期的思路是将学生放入特定医学情境中，这个情境既能激活他们的生命体验，又能让他们产生思考，在潜移默化中实现素质的养成。因此，教研组的老师基于以下三点进行了课程的教学改革：

第一，本课程是学生和教师共同主导的一门课程，教师不是课堂的主角，而是课堂的协调者和组织者。课堂上学生案例讨论问题的设计就基于这样一种认识，虽然医学生们大部分没有从医经历或就医体验，但得益于当代的信息发达的网络资讯，他们并非对医患问题一无所知，并非没有过类似的体验和思考。心理学家维果茨基提出的"最近发展区"理论认为，教育只有结合学生已有的知识和体验，才是最有效的；而且课程实践也证实，小组在完成团队任务时（如案例讨论、医患沟通角色扮演），群体力量激发团队成员的创造性，让这门课程不断焕发勃勃生机。这些医学生，他们来自全国各地，有着不同的人生经历，他们以自身拥有的知识沉淀，在医患沟通案例讨论中呈现出活跃的思路和深刻的思想。

第二，医患沟通学不是自然学科，如何解决医患沟通难题没有标准答案，教师在课程中安排的素材和医患沟通情境并不配备标准对话。医学不是单纯的自然科学，医疗不是流水线，案例也不是方程式。一个病人，他首先是一个有思想、需要被关心被尊重的人，其次才是一个正在经受疾病折磨的病人。对一个复杂的病例快速作出准确诊断是一件令医生自豪的事，但对于一个病人而言，这远远不够，他还需要通俗、耐心的解释。

医患沟通处理的是与"人"有关的问题，情境不同，问题也总是处于不断变化之中，不好预测和把握。所以教师可以提供医患沟通的思路和原理，但具体处理策略因每个人的性格、成长经历的不同而呈现不同的样貌。

第三，设计安排思考的资料和情境。为了让学生有更多身临其境的临床体验，教研组教师推荐与医学人文相关、有大量临床工作场景，同时拥有较大思考空间的电影供学生鉴赏；教师介绍相关的医学人文书籍供学生参考阅读，布置反思阅读作业，课堂进行点评，推动学生积极思考和阅读；课堂中设置的案例讨论也为学生提供不同的视角使学生的思考可以在更高的层次上展开。为帮助学生开阔视野，接触临床实际，教师要求学生课后关注医患热点新闻，通过阅读点评了解他们的思路，在课堂授课时及时反馈，帮助他们在迷茫、困顿中努力探索自己人生的方向，坚定自己的人生理想。

最后，感谢石河子大学医学院第一附属医院的张惠荣主任，正是你的信任和帮助，热情提供了大量临床案例及与课程相关的资料，使得这门结合理论与实践、交融临床与人文的课最终落地。历时一年，书稿终于完成，希望我们的努力没有辜负你的信任。

感谢石河子大学医学院第一附属医院的张志强副主任医师积极参与课程设计与授课。在课程碰到困难时你积极鼓励，并提供了解决问题的思路。

感谢那些在课堂上积极参与的学生，我们幸运地共同度过了二十四个学时，你们贡献了智慧和知识，与授课教师共同创造了这样一个与其他自然学科（如解剖学、组织胚胎学）迥然不同的课堂；你们认真完成课后布置的阅读和鉴赏反思作业，将思考和讨论延续到课下。正是你们主动参与的学习态度，让课堂充满活力，给了授课教师极大的鼓舞，使教研组教师有动力编辑整理这些文字让大家共同分享。

张　茜

2022 年 10 月